临床疾病护理实践与消毒技术

主编 苏伟娜 岳燕芳 张建敏

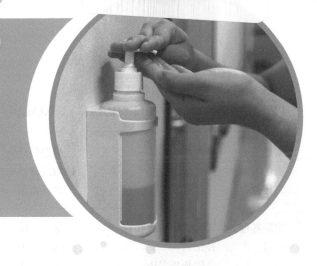

郑州大学出版社

图书在版编目（CIP）数据

临床疾病护理实践与消毒技术／苏伟娜，岳燕芳，张建敏主编. — 郑州：郑州大学出版社，2023.9（2024.6 重印）

ISBN 978-7-5645-9820-4

Ⅰ.①临… Ⅱ.①苏…②岳…③张… Ⅲ.①护理学②医院-消毒 Ⅳ.①R47②R187

中国国家版本馆 CIP 数据核字（2023）第 140914 号

临床疾病护理实践与消毒技术

LINCHUANG JIBING HULI SHIJIAN YU XIAODU JISHU

策划编辑	李龙传	封面设计	曾耀东
责任编辑	薛 晗	版式设计	苏永生
责任校对	张彦勤	责任监制	李瑞卿

出版发行	郑州大学出版社	地　址	郑州市大学路 40 号（450052）
出 版 人	孙保营	网　址	http://www.zzup.cn
经　销	全国新华书店	发行电话	0371-66966070
印　刷	廊坊市印艺阁数字科技有限公司		
开　本	710 mm×1 010 mm　1／16		
印　张	14	字　数	245 千字
版　次	2023 年 9 月第 1 版	印　次	2024 年 6 月第 2 次印刷
书　号	ISBN 978-7-5645-9820-4	定　价	59.00 元

作者名单

主　编　苏伟娜　岳燕芳　张建敏

编　委（以姓氏笔画为序）

王　梅　济南市第四人民医院

邢莹莹　诸城市人民医院

苏伟娜　临沂市人民医院

杨俊霞　临清市人民医院

张建敏　聊城市莘县人民医院

岳燕芳　莘县第三人民医院

前　言

随着医学模式的转变与护理学的迅速发展,护理已由过去单纯的疾病护理转变为以人为中心、以护理程序为框架的责任制整体护理。在临床护理工作中,护理人员掌握临床护理评估技能的重要性日益凸显,正确运用护理评估技能,全面收集、整理和分析服务对象的健康资料是执行护理程序的关键环节。作为一名合格的护理工作者,不仅要有扎实的理论基础,还要不断学习新的知识,熟练掌握护理操作技能,了解护理学的新进展。为此,我们在参阅了大量文献资料的基础上,结合自身多年的临床经验,编写了此书。

本书坚持以整体护理观为指导、以护理程序为主线的编写思路,主要针对临床各种常见病、多发病的实用护理技能进行编撰,涉及心血管疾病患者的护理、呼吸系统疾病患者的护理、消化系统疾病患者的护理、神经系统疾病患者的护理、内分泌系统疾病患者的护理、洗手与无菌操作、消毒供应室护理。全书内容力求精练、实用、重点突出并紧密结合临床工作,注重培养护士科学的临床思维、工作方法及综合应用学科知识正确处理临床疾病的能力,以期对相关护理工作者有所帮助。

由于编者水平有限,加之医学科学发展迅速,书中难免存在不妥之处,希望广大读者能提出宝贵的意见,以便我们今后改进和修订。

编　者

2023 年 5 月

前言

目 录

第一章 心血管疾病患者的护理

第一节 原发性高血压

原发性高血压简称高血压,是以血压升高为主要临床表现的综合征,一般定义为成人(≥18岁)在静息状态下,动脉收缩压≥140 mmHg(1 mmHg=0.133 kPa)和(或)舒张压≥90 mmHg,常伴有脂肪和糖代谢紊乱,以及心、脑、肾和视网膜等器官功能性或器质性改变,即以器官重塑为特征的全身性疾病。

【病因与发病机制】

1.病因 原发性高血压是在一定的遗传因素背景下受多种环境因素共同作用的结果,其中遗传因素约占40%,环境因素约占60%。主要的环境因素有以下几种。

(1)食盐:摄入食盐多者,高血压发病率高,食盐摄入量<2 g/d,几乎不发生高血压;食盐摄入量3~4 g/d,高血压发病率为3%;食盐摄入量4~15 g/d,发病率为33.15%;食盐摄入量>20 g/d,发病率为30%。

(2)精神应激:长期精神紧张,过高的压力、焦虑或有噪声的工作环境、过度紧张的脑力劳动均易导致高血压。城市中的高血压发病率高于农村。

(3)其他因素:①体重,肥胖者发病率高。②年龄,发病率有随年龄增长而增高的趋势,40岁以上者发病率高。③药物,服用避孕药可能与高血压发生有关。

2.发病机制 多种因素都可以引起血压升高,其发病机制并没有统一的认识。血压的高低主要取决于心排血量和外周血管阻力。血压升高一般是由于以下原因。

（1）心脏泵血能力加强（如心脏收缩力增加等）。

（2）大动脉失去了正常弹性，变得僵硬，当心脏泵出血液时，不能有效扩张，故每次心搏泵出的血流会通过比正常狭小的空间，导致压力升高。

（3）循环中液体容量增加，这常见于肾脏疾病，肾脏不能充分从体内排出钠盐和水分，体内血容量增加，导致血压增高。

【临床表现】

早期患者的临床症状不明显，在体检时或出现心、脑、肾等重要器官并发症时才被发现患有高血压。

最早一般是收缩压和舒张压同时升高，并且波动性较大，常受精神和劳累等因素影响，在适当休息后可恢复到正常范围。当病情不断发展，至中、晚期时，则血压增高可趋向于稳定在一定范围，尤其以舒张压增高更为明显。

1. 一般表现　临床上常见的症状有头痛、头晕、耳鸣、健忘、失眠、乏力、心悸等一系列神经功能失调的表现。症状的轻重和血压的高低不呈比例。

2. 并发症

（1）心脏：血压长期升高，左心室出现代偿性肥厚，当此种高血压性心脏病进一步发展时，可导致左心功能不全，继而出现右心肥厚和右心功能不全。

（2）脑：如脑血管有硬化或间歇性痉挛时，常导致脑组织缺血、缺氧，产生不同程度的头痛、头晕、眼花、肢体麻木或暂时性失语、瘫痪等症状。脑血管在以上的病理基础上，可进一步发展而引起脑卒中，其中以脑出血及脑动脉血栓形成最常见。

（3）肾脏：主要因为肾小动脉硬化，使肾功能逐渐减退，出现多尿、夜尿，尿检时可有少量红细胞、管型、蛋白，尿比重减轻。随着病情的不断发展，最终还可导致肾衰竭，既而出现氮质血症或尿毒症。

（4）眼底：在早期可见眼底视网膜细小动脉痉挛或轻、中度硬化，到晚期可见有出血及渗出物，视神经盘水肿。

【实验室及其他检查】

实验室检查有助于原发性高血压的诊断和分型，了解靶器官的功能状态,且有利于治疗时正确选择药物。血(尿)常规、肾功能、尿酸、血脂、血糖、电解质(尤其血钾)、心电图、胸部 X 射线和眼底检查应作为高血压患者的常规检查。

【诊断】

诊断高血压时必须多次测量血压,至少有连续 2 次舒张压的平均值在 90 mmHg 或以上才能确诊为高血压。

1. 血压水平分级　根据血压水平的不同,高血压分为以下 3 级。

1 级高血压(轻度):收缩压 140~159 mmHg 和(或)舒张压 90~99 mmHg。

2 级高血压(中度):收缩压 160~179 mmHg 和(或)舒张压 100~109 mmHg。

3 级高血压(重度):收缩压≥180 mmHg 和(或)舒张压≥110 mmHg。

单纯收缩期高血压:收缩压≥140 mmHg 和舒张压<90 mmHg。

2. 高血压病分期

(1)第一期:血压达确诊高血压水平,临床无心、脑、肾损害征象。

(2)第二期:血压达确诊高血压水平,并有下列 1 项者。①体检、X 射线、心电图或超声心动图检查示左心室扩大。②眼底检查示眼底动脉普遍或局部狭窄。③蛋白尿或血浆肌酐浓度轻度增高。

(3)第三期:血压达确诊高血压水平,并有下列 1 项者。①脑出血或高血压脑病。②心力衰竭。③肾衰竭。④眼底出血或渗出,伴或不伴有视神经水肿。⑤心绞痛、心肌梗死、脑血栓形成。

【治疗】

降压目标:中青年血压<130/85 mmHg,老年人血压<140/90 mmHg。

1. 非药物治疗

(1)减轻体重:建议体重指数控制在 24 kg/m² 以下。

(2)合理膳食:减少钠盐,每人每日食盐量不超过 6 g;减少膳食脂肪,将脂肪控制在热量的 25% 以下;补充适量优质蛋白,蛋白质占总热量的 15% 左右;注意补充钾和钙;多吃蔬菜、水果;限制饮酒,男性饮酒每日酒精量<30 g,女性<15 g。

(3)增加体育活动。

(4)减轻精神压力,保持心理平衡,减少应激反应。

2.药物治疗

(1)利尿降压剂:利尿降压剂通过利钠排水、降低细胞外血容量、减轻外周血管阻力而发挥降压作用,适用于轻、中度高血压患者。临床常用噻嗪类利尿药、袢利尿药、保钾利尿药。

(2)β受体阻滞剂:β受体阻滞剂主要通过抑制过度激活的交感神经活性、抑制心肌收缩力、减慢心率而发挥降压作用,适用于心率较快的中青年患者或合并心绞痛者,如比索洛尔、美托洛尔、阿替洛尔、普萘洛尔等。

(3)钙通道阻滞剂:钙通道阻滞剂主要通过阻断血管平滑肌细胞上的钙离子通道,发挥扩张血管而降血压的作用。本类药物降压迅速,剂量和疗效呈正相关,如硝苯地平、氨氯地平等。

(4)血管紧张素转换酶抑制剂:血管紧张素转换酶抑制剂通过抑制血管紧张素转换酶、阻断肾素-血管紧张素系统而发挥降压作用。本类药物降压起效缓慢,3~4周达最大作用,如卡托普利、依那普利、贝那普利。

(5)血管紧张素Ⅱ受体阻滞剂:血管紧张素Ⅱ受体阻滞剂通过阻断血管紧张素Ⅱ受体而发挥降压作用。本类药物降压缓慢,但持久而平稳,在6~8周达到最大作用,如氯沙坦、替米沙坦等。

(6)α受体阻滞剂:α受体阻滞剂不作为降压的首选药,适用于高血压伴前列腺增生者或难治性高血压患者的治疗。

【护理措施】

(一)一般护理

1.休息与活动

(1)高血压初期可适当休息,保证充足的睡眠,根据年龄和身体状况选择合适的运动,如慢跑或步行、打太极拳等,血压较高、症状较多或有并发症的患者应增加卧床休息,协助生活护理。

(2)保持病室安静,减少声光刺激,限制探视;对因焦虑而影响睡眠的患者应遵医嘱应用镇静剂。

(3)避免受伤。

2.饮食护理

(1)减少钠盐摄入,每人每日食盐量以不超过6 g为宜。

（2）补充钙盐和钾盐,多吃新鲜蔬菜,多饮牛奶。

（3）减少脂肪摄入。

（4）限制饮酒,饮酒量每日不可超过相当于 50 g 乙醇的量。

（二）病情观察

定期监测患者血压。密切观察并发症征象,一旦发现患者血压急剧升高、剧烈头痛、呕吐、烦躁不安、视力模糊、意识障碍及肢体运动障碍,立即报告医师并协助处理。

（三）对症护理

1. 头痛的护理　保持环境安静,嘱患者卧床休息,抬高床头,避免劳累和情绪激动,指导患者音乐疗法、缓慢呼吸,以减轻疼痛。

2. 用药护理

（1）嘱患者遵医嘱应用降压药物,不可随意增减药量、漏服、补服上次剂量或突然停药,以防血压过低或突然停药引发血压迅速升高。

（2）降压药可引起直立性低血压,告知患者起床或改变体位时动作不宜太快,洗澡水不宜过热,下床活动时穿弹力袜,站立时间不宜过久,发生头晕时立即平卧,抬高下肢以增加回心血量和脑部供血,外出时应有人陪伴。

3. 高血压急症患者护理

（1）定期监测血压,密切观察病情变化,一旦发现血压急剧升高、剧烈头痛、呕吐、大汗、视力模糊、面色及神志改变和肢体运动障碍等症状,立即通知医师。

（2）安置患者于半卧位,抬高床头,绝对卧床休息,做好生活护理。避免不良刺激和不必要的活动;安抚患者情绪,必要时遵医嘱给予镇静剂。

（3）保持呼吸道通畅,吸氧。

（4）连接好心电、血压和呼吸监护。

（5）迅速建立静脉通路,遵医嘱给予速效降压药,常首选硝普钠,每 5 ~ 10 min 测血压 1 次,使血压缓慢下降并保持在安全范围,若血压过低或有血管过度扩张的征象,如出汗、烦躁不安、头痛、心悸、胸骨后疼痛及肌肉抽动,应立即停止输液,降低床头,并报告医师。

（四）心理护理

向患者解释不良情绪可诱发高血压,坚持服药可以使血压控制在理想状态,预后较好。多与患者沟通,减轻患者的心理压力,让患者保持情绪的平和、轻松、稳定。

第二节　心房颤动

心房颤动简称房颤,其临床表现与其发作的类型、心室率快慢、心脏结构和功能状态,以及是否形成心房附壁血栓有关。心房颤动症状的轻重受心室率快慢的影响。心室率不快时可无症状,但多数患者在有心悸、胸闷,心室率超过 150 次/min 时可诱发心绞痛或心力衰竭。

【临床表现】

1.心悸　感到心搏加快,伴有乏力或感劳累。

2.眩晕　头晕眼花甚至昏倒。

3.胸部不适　心前区疼痛、压迫感或者不舒服。

4.气短　在轻度体力活动或者休息时感觉呼吸困难,有些患者可能没有任何症状。

房颤时心房丧失收缩功能,血液容易在心房内淤滞而形成血栓,血栓脱落后可随着血液至全身各处,导致脑栓塞(脑卒中)、肢体动脉栓塞(严重者甚至需要截肢)等。房颤患者脑卒中的高危因素包括以前有栓塞病史、高血压病、糖尿病、冠心病、心衰、左心房扩大等。

【诊断】

室颤的诊断往往并不困难,根据典型的临床表现和心电图,多可确诊。患者发生室颤后,迅即出现意识丧失,通常伴有抽搐,查体心音消失、不能触及颈动脉等大动脉搏动、无法测到血压、呼吸不规则或停止,进而瞳孔散大、对光反射消失。如果不及时有效地抢救,则因缺氧导致不可逆的脑损伤,并很快死亡。

室颤心电图特点:正常的 P-QRS-T 波完全消失,代之以形态、振幅和间隔绝对不规则的小振幅颤动波,频率为 250~500 次/min。室颤波持续时间较短,开始时较粗大,以后蜕变为细颤波,如无及时有效救治和(或)病情极为危重,心电活动常于数分钟后消失而出现心搏骤停。这种电活动的变化,反映了心脏能量储备的耗竭。

要注意区分室颤与心搏骤停,两者临床表现和血流动力学改变相似。后者的心电图表现为无电活动(呈直线)或仅有一些极其缓慢的低振幅电活动。不过由于室颤发生时,常因病情的猝发和凶险难以进行常规 12 导联心电图检查,而多由心电监测所记录,此类监测大多采用模拟导联,有时不利于对振幅的判断,故应注意鉴别。另外,如果未能及时发现室颤或其进展迅速,心电图检查时颤动波已趋于消失,则极难与心搏骤停相鉴别。不过,此时两者的救治措施基本相同。

综上所述,如果患者出现上述典型的临床表现,特别是本身具有发生室颤的病因基础时,应高度怀疑室颤。若有相应的心电图或心电监测记录到典型图形,则诊断更加明确。

【护理措施】

(一)一般护理

1. 休息　嘱患者心律失常发作时卧床休息,采取舒适体位,尽量避免左侧卧位,因左侧卧位时患者常能感觉到心脏的搏动而使不适感加重,注意保证充足的休息与睡眠。

2. 给氧　遵医嘱给予患者氧气吸入,将安全用氧温馨提示牌挂于患者床头,告知患者不可自行调节氧气流量。

(二)病情观察

每日应由两人同时分别测量心率及脉率 1 min,并随时监测患者血压及心律的变化,出现胸闷、心悸等症状时应及时通知医师,进行心电图检查,必要时连接心电监护监测患者心律及心率的变化。

(三)用药护理

严格遵医嘱按时按量给予抗心律失常药物,静脉注射时速度宜慢,静脉滴注药物时尽量用输液泵调节速度。胺碘酮静脉用药易引起静脉炎,应选择大血管,配制药物浓度不要过高,严密观察穿刺局部情况,谨防药物外渗。观察患者意识和生命体征,必要时监测心电图,注意用药前、用药过程中及用药后的心率、心律、PR 间期、QT 间期等的变化,以判断疗效和有无不良反应。

【健康指导】

1.疾病知识指导　向患者及家属讲解心律失常的常见病因、诱因及防治知识。嘱患者注意劳逸结合、生活规律,保证充足的休息与睡眠;保持乐观、稳定的情绪;戒烟、酒,避免摄入刺激性食物,如咖啡、浓茶等,避免饱餐;避免感染发热;低钾血症易诱发室性期前收缩或室性心动过速,应注意预防、监测与纠正。心动过缓患者应避免排便时过度屏气,以免兴奋迷走神经而加重心动过缓。

2.用药指导与病情监测　说明按医嘱服抗心律失常药物的重要性,不可自行减量、停药或擅自改用其他药物。告诉患者药物可能出现的不良反应,嘱有异常时及时就诊。教给患者自测脉搏的方法以利于自我监测病情。

3.照顾者指导　对反复发生严重心律失常危及生命者,教会家属初级心肺复苏以备应急。

◀◀ 第三节　病毒性心肌炎

心肌炎是心肌的炎症性疾病。最常见病因为病毒感染,细菌、真菌、螺旋体、立克次体、原虫、蠕虫等感染也可引起心肌炎,但相对少见。非感染性心肌炎的病因包括药物、毒物、结缔组织病、血管炎、巨细胞心肌炎、结节病等。本病起病急缓不定,少数可致猝死,病程多有自限性,但也可进展为扩张型心肌病。本节重点叙述病毒性心肌炎。

【病因与发病机制】

多种病毒都可引起心肌炎。柯萨奇 B 组病毒、脊髓灰质炎病毒等为常见病毒,其中,柯萨奇 B 组病毒最常见,占 30% ~ 50% 。此外,人类腺病毒、流感、风疹、单纯疱疹、脑炎、肝炎病毒(A、B、C 型)及 EB 病毒、巨细胞病毒、人类免疫缺陷病毒(HIV)等均可引起心肌炎。

【临床表现】

1.症状　病毒性心肌炎的临床表现取决于病变的广泛程度与部位,轻者可完全没有症状,重者甚至出现心源性休克及猝死。多数患者发病前1～3周有病毒感染前驱症状,如发热、全身倦怠感和肌肉酸痛或恶心、呕吐等消化道症状。随后可出现心悸、胸痛、呼吸困难、水肿,甚至出现晕厥或阿-斯综合征、猝死。

2.体征　查体常有心律失常,临床诊断的病毒性心肌炎绝大部分是以心律失常为主诉或首发症状,以房性期前收缩或室性期前收缩及房室传导阻滞最为多见。心率可增快且与体温不相称。听诊可闻及第三、第四心音或奔马律,部分患者可于心尖部闻及收缩期吹风样杂音。心力衰竭患者可有颈静脉怒张、肺部湿啰音、肝大等体征。重症可出现血压降低、四肢湿冷等心源性休克体征。

【实验室及其他检查】

1.胸部 X 射线检查　X 射线检查可见心影扩大,有心包积液时呈烧瓶样改变。

2.心电图　心电图常见 ST-T 改变,包括 ST 段轻度移位和 T 波倒置。合并急性心包炎的患者可有 aVR 导联以外的 ST 段广泛抬高,少数可出现病理性 Q 波。可出现各型心律失常,特别是室性心律失常和房室传导阻滞等。

3.超声心动图　超声心动图可正常,也可显示左心室增大,室壁运动减低,左心室收缩功能减低,附壁血栓等。合并心包炎者可有心包积液。

4.心脏磁共振　心脏磁共振(CMR)对心肌炎诊断有较大价值,典型表现为钆延迟增强扫描可见心肌片状强化。

5.血液生化检查　红细胞沉降率加快,C 反应蛋白等非特异性炎症指标常升高。心肌损伤标志物检查可有心肌肌酸激酶(CK-MB)、肌钙蛋白(T 或 I)增高。

6.病毒血清学检测　病毒血清学检测仅对病因有提示作用,不能作为诊断依据。确诊有赖于心内膜、心肌或心包组织内病毒、病毒抗原、病毒基因片段或病毒蛋白的检出。

7.心内膜心肌活检　心内膜心肌活检除本病诊断外,还有助于病情及预后的判断。因其有创,本检查主要用于病情急重、治疗反应差、病原不明的患者。

【诊断】

根据典型的前驱感染史、相应的临床表现及体征、心电图、心肌酶学检查或超声心动图、CMR 显示的心肌损伤证据,应考虑此诊断。确诊有赖于病毒抗原、病毒基因片段或病毒蛋白的检出。

【治疗】

病毒性心肌炎以针对左心功能不全的支持治疗为主。患者应避免劳累,适当休息;出现心力衰竭时酌情使用利尿剂、血管扩张剂、血管紧张素转化酶抑制剂(ACEI)等。出现快速心律失常者,可采用抗心律失常药物。高度房室传导阻滞或窦房结功能损害而出现晕厥或明显低血压时,可考虑使用临时心脏起搏器。

糖皮质激素的疗效并不肯定,不主张常规使用。但对其他治疗效果不佳者,仍可考虑在发病 10 d 至 1 个月使用。此外,临床还可应用促进心肌代谢的药物,如三磷酸腺苷、辅酶 A 等。

暴发性心肌炎或重症心肌炎进展快、死亡率高,在药物治疗基础上保证心肺支持系统十分重要。

【护理措施】

(一)休息与活动

急性期卧床休息可减轻心脏负荷,减少心肌耗氧,有利于心功能的恢复,防止病情加重或转为慢性病程。无并发症者急性期应卧床休息 1 个月;重症病毒性心肌炎患者应卧床休息 3 个月以上,直至患者症状消失、血液学指标恢复正常后方可逐渐增加活动量。协助患者满足生活需要。保持环境安静,限制探视,待病情稳定后,与患者及家属一起制订和实施每天活动计划,严密监测活动时的心率、心律、血压变化。若活动后出现胸闷、心悸、呼吸困难、心律失常等,应停止活动,以此作为限制最大活动量的指征。

(二)饮食护理

给予患者高热量、高蛋白、高纤维素、丰富矿物质饮食,增加营养,满足机体消耗并促进心肌细胞恢复。

（三）病情观察

重症病毒性心肌炎急性期应严密监测心电图直至病情平稳。注意观察心率、心律、心电图的变化，严密观察生命体征、尿量、意识、皮肤黏膜颜色，注意有无呼吸困难、咳嗽、颈静脉怒张、水肿、肺部湿啰音、奔马律等表现。同时准备好抢救仪器及药物，一旦发生严重心律失常或急性心力衰竭，立即配合急救处理。

（四）对症护理

有胸闷、气促、心律失常患者应给予吸氧。静脉输液治疗时应控制输液速度，防止发生心力衰竭。应用抗心律失常药物、洋地黄类药物时需注意其不良反应。

（五）心理护理

病毒性心肌炎患者中青壮年占一定比例，患者易产生焦急、烦躁等情绪。应向患者说明本病的演变过程及预后，使患者安心休养。告诉患者体力恢复需要一段时间，不要急于求成，当活动耐力有所增加时，应及时给予鼓励。对不愿活动或害怕活动的患者，应给予心理疏导，督促患者完成耐力范围内的活动量，或采取小组活动的方式，为患者提供适宜的活动环境和氛围，激发患者活动的兴趣。

第四节　慢性心力衰竭

慢性心力衰竭是指由于任何心脏结构或功能异常导致心室充盈或射血能力受损的一组复杂临床综合征，是一种不能根治的疾病。一旦开始，即使没有临床症状，也会不断向前进展，直至进入终末阶段。患者 5 年生存率与恶性肿瘤相当，重症患者一般存活不到 1 年。随着年龄的增长，心力衰竭发病率不断升高，50 岁年龄段患病率约为 1%，80 岁年龄段患病率已升至约10%。目前，在世界范围内，心力衰竭已经成为主要的公共卫生问题之一。其死亡率在心血管疾病中约占 40%，住院率约占 20%。慢性心力衰竭是大多数心血管疾病的最终归宿，也是最主要的死亡原因。我国与西方国家相比，引起心力衰竭的基础心脏病的构成比有所不同。在西方国家，以高血压、冠心病为主;在我国,过去以心脏瓣膜病为主,如今高血压、冠心病已成为心力衰竭的最常见病因,心脏瓣膜病和心肌病位于其后。

【病因】

1. 原发性心肌损害　缺血性心肌损害,如冠心病心肌缺血和(或)心肌梗死;心肌炎和心肌病,如病毒性心肌炎及原发性扩张型心肌病;心肌代谢障碍性疾病,以糖尿病心肌病最为常见;其他,如 B 族维生素缺乏及心肌淀粉样变性等均属罕见。

2. 心脏负荷增加

(1)压力负荷(后负荷)增加:左心室压力负荷增加最常见于高血压、主动脉瓣狭窄等疾病;右心室压力负荷增加最常见于肺动脉高压、肺动脉瓣狭窄、肺栓塞等疾病。

(2)容量负荷(前负荷)增加:血液反流,如二尖瓣关闭不全、主动脉瓣关闭不全等;先天性心脏病,如室间隔缺损、动脉导管未闭等。此外,伴有全身血容量增多或循环血量增多的疾病(如慢性贫血、甲状腺功能亢进症等)也导致心脏容量负荷增加。

【诱因】

有基础心脏病的患者,发生心力衰竭症状常由一些增加心脏负荷的因素诱发。常见的诱因有以下几点。

(1)感染:呼吸道感染是最常见、最重要的诱因,其次是感染性心内膜炎。

(2)心律失常:心房颤动是诱发心力衰竭的最重要因素。其他各种类型的快速性心律失常及严重的缓慢性心律失常也可诱发心力衰竭。

(3)血容量增加:如静脉输液或输血过快、过多。

(4)治疗不当:如不恰当停用利尿药物。

(5)其他:如生理或心理压力过大,妊娠或分娩,风湿性心脏瓣膜病出现风湿活动,原有心脏疾病合并甲状腺功能亢进或贫血等。

【临床表现】

(一)左心衰竭

左心衰竭以肺淤血和心排血量降低表现为主。

1. 症状

(1)呼吸困难:是左心衰竭最早出现的症状。其主要表现为劳力性呼吸困难、端坐呼吸、夜间阵发性呼吸困难或急性肺水肿。急性肺水肿是左心衰竭呼吸困难最严重的形式。

(2)咳嗽、咳痰和咯血:咳嗽、咳痰为肺泡和支气管黏膜淤血所致,开始常发生在夜间,坐位或立位时可减轻或消失。痰呈白色泡沫状,有时痰中带血丝。当肺淤血明显加重或伴有肺水肿时,可咳粉红色泡沫样痰。

(3)头晕、心慌、疲倦、乏力:心排血量不足致使器官组织灌注不足及代偿性心率加快而致上述症状。

(4)少尿及肾功能损害症状:代偿期患者可出现夜尿增多;随着病情的发展,患者可出现少尿;长期慢性的肾血流量减少可出现血尿素氮、肌酐升高,甚至出现肾功能不全的相应症状。

2. 体征

(1)一般状况:脉搏加快,可出现交替脉;呼吸浅促;脉压减少,血压下降;合并感染者体温可升高;患者被迫取半坐卧位或端坐位。

(2)肺部湿啰音:由于肺毛细血管压增高,液体可渗出到肺泡而出现湿啰音。肺部啰音多少及范围与肺淤血、呼吸困难的严重程度相关,重者出现哮鸣音。

(3)心脏体征:除基础心脏病的固有体征外,慢性左心衰竭患者均有心脏扩大,肺动脉区第二心音亢进及舒张期奔马律。

(二)右心衰竭

右心衰竭以体静脉淤血的表现为主。

1. 症状

(1)劳力性呼吸困难:右心衰竭呼吸困难常继发于左心衰竭。单纯性右心衰竭出现淤血性肝硬化、腹腔积液等时会导致腹压增加,以及出现明显的呼吸困难。

（2）消化道症状：胃肠道及肝脏淤血可引起腹胀、食欲缺乏、恶心、呕吐等，是右心衰竭最常见的症状。

2.体征

（1）水肿：首先出现在身体最低垂的部位，常有对称性、可压陷性，以双侧多见。若为单侧，则以右侧更为多见。主要是水钠潴留和静脉淤血使毛细血管内压增高所致。

（2）肝脏体征：持续慢性右心衰竭可导致心源性肝硬化，肝脏因淤血、肿大常伴有压痛，晚期可出现黄疸和血清转氨酶升高、肝功能受损及大量腹腔积液。

（3）颈静脉征：颈静脉搏动增强、充盈、怒张是右心衰竭时的主要体征，提示体循环静脉压增高；肝颈静脉反流征阳性则更具有特征性。

（4）心脏体征：除基础心脏病的相应体征外，右心衰竭时因右心室显著扩大而出现三尖瓣关闭不全的反流性杂音。

（三）全心衰竭

先发生左心衰竭继而出现右心衰竭，患者同时出现肺淤血和体循环淤血的表现。当右心衰竭出现后，右心排血量减少，阵发性呼吸困难等肺淤血症状反而有所减轻。

【实验室及其他检查】

1.X射线检查

（1）心影的大小及外形可为心脏病的病因诊断提供重要依据。

（2）肺淤血的有无及其程度直接反映心功能状态。Kerley B 线是在肺野外侧清晰可见的水平线状影，是肺小叶间隔内积液的表现，是慢性肺淤血的特征性表现。

2.心电图　心电图可显示左心室肥厚劳损、右心室肥大。

3.超声心动图　超声心动图比 X 射线更准确地提供各心腔大小变化、心瓣膜结构及功能情况，评估心脏功能。

4.放射性核素检查　放射性核素心血管造影，除了有助于判断心室腔大小外，还可反映心脏收缩及舒张功能。

5.有创性血流动力学检查　有创性血流动力学检查为抢救心力衰竭患者提供可靠的血流动力学改变依据。目前，多采用漂浮导管在床边进行，测定各部位的压力及血液含氧量,直接反映左心功能。

6.其他　磁共振显像检查、运动耐量与运动峰耗氧量测定均有助于心力衰竭的诊断。动脉血气分析等检查可协助明确临床诊断,并判断心力衰竭的严重程度、疗效及预后。

【诊断】

(1)心力衰竭的诊断要综合病因、症状、体征及客观检查。

(2)左心衰竭的肺淤血可引起不同程度的呼吸困难,右心衰竭的体循环淤血引起的颈静脉怒张、肝大、水肿等是诊断心力衰竭的重要依据。

【治疗】

1.基本原因的治疗　控制高血压;应用药物、介入及手术治疗改善冠心病心肌缺血;慢性心瓣膜病的换瓣手术治疗;先天畸形的纠正手术等。

2.消除诱因　积极控制呼吸道感染;注意控制心率;注意检查并及时纠正甲亢、贫血等。

3.药物治疗

(1)利尿剂:利尿剂是心力衰竭治疗中最常用的药物,通过排钠、排水减轻心脏的容量负荷,对缓解淤血症状、减轻水肿有显著的效果。常用的排钾利尿剂有氢氯噻嗪、呋塞米;保钾利尿剂有螺内酯、氨苯蝶啶等。

(2)血管扩张剂:血管扩张剂通过扩张容量血管和外周阻力血管而减轻心脏前、后负荷,减少心肌耗氧,改善心功能。常用药物包括以下几种。①降低前负荷的药物,以扩张静脉和肺小动脉为主,如硝酸甘油、硝酸异山梨酯。②降低后负荷的药物,以扩张小动脉为主,如血管紧张素转化酶抑制剂(ACEI),常用药物有贝那普利、卡托普利等。③同时降低前、后负荷的药物,可同时扩张小动脉及静脉,常用药物有硝普钠。

(3)洋地黄类药物:洋地黄可加强心肌收缩力,减慢心率,从而改善心力衰竭患者的心血流动力学变化。常用洋地黄制剂包括以下几种。①地高辛,适用于中度心力衰竭维持治疗,以减少洋地黄中毒的发生率。②毛花苷C,适用于急性心力衰竭或慢性心力衰竭加重时,特别适用于心力衰竭伴快速心房颤动者。③毒毛花苷K,适用于急性心力衰竭。

(4)其他正性肌力药物:常用药物有β受体激动剂(如多巴胺、多巴酚丁胺)、磷酸二酯酶抑制剂(如米力农)等。

【护理措施】

(一)一般护理

1. 休息与活动　休息是减轻心脏负荷的重要措施。静息与活动的方式、时间需根据心功能情况安排,坚持动静结合,循序渐进增加活动量。卧床者保持舒适体位,如呼吸困难者取坐位、半坐位,下肢水肿者抬高下肢等,鼓励患者经常变换体位等主动或进行被动的床上运动,以避免压疮、肺部感染、下肢静脉血栓形成、肌肉萎缩等并发症。若患者活动中有面色苍白、头晕、心悸、疲乏、呼吸困难、胸痛、低血压等症状时应停止活动,并协助患者卧床休息,医护人员与患者一起调整患者休息与活动计划。

2. 饮食护理　给予患者易消化、富含维生素、高蛋白、高纤维的食物,限制总热量的摄入,少量多餐,避免过饱,水肿者限盐、限水。

(二)病情观察

(1)密切观察患者呼吸困难、发绀、水肿等症状、体征有无改善,监测血氧饱和度、血气分析等结果是否正常等。若病情加重或血氧饱和度降低到94%以下,应报告医师。

(2)观察用药效果及药物的不良反应,有无洋地黄中毒、低钾等表现。

(三)症状、体征的护理

1. 水肿　观察水肿的部位、范围及其他受压处皮肤有无发红、破溃等现象的发生,用手指按压水肿部位5 s后放开,观察压陷程度及水肿严重程度的变化。保持床褥柔软、平整、干燥,可加用海绵垫,严重水肿者可使用气垫床。保持皮肤清洁,嘱患者穿柔软、宽松的衣服和鞋袜。定时协助或指导患者更换体位。发生会阴部水肿时,应保持局部皮肤清洁、干燥,男患者可用托带支托阴囊部。遵医嘱使用利尿剂,观察用药后尿量、体重变化及水肿消退情况,监测有无电解质紊乱。用药后注意观察血压及心率的变化。

2. 呼吸困难　有明显呼吸困难者应卧床休息,以减轻心脏负担,有利于心功能恢复。劳力性呼吸困难者应减少活动量,以不引起症状为度。夜间阵发性呼吸困难者,加强夜间巡视,协助患者坐起。端坐呼吸者,加强生活护理,注意口腔清洁,协助大小便。患者应衣服宽松、盖被轻软,以减轻憋闷感。用药后观察患者呼吸困难有无改善,皮肤发绀是否减轻,血气分析结果是否正常等。

（四）用药护理

1.血管扩张剂　因血管扩张可致头痛、面红、心动过速、血压下降、直立性低血压等不良反应,注意掌握药物的量及给药途径,尤其是硝酸甘油、硝普钠等血管扩张剂静脉用药时,应严格掌握滴速、监测血压;硝普钠静脉给药注意避光且不宜长期应用,以免发生氰化物中毒。血管紧张素转换酶抑制剂可致蛋白尿、咳嗽、间质性肺炎、高钾血症等不良反应,应注意监测。

2.利尿剂　利尿剂的主要不良反应为电解质紊乱。如袢利尿剂和噻嗪类利尿剂易致低钾血症,严重时伴碱中毒,从而诱发心律失常或洋地黄中毒,故应监测血钾浓度,观察有无乏力、腹胀、肠鸣音减弱等低钾血症的表现,同时多补充含钾丰富的食物,如菠菜、马铃薯、鲜橙汁、西红柿汁、香蕉、葡萄干、枣、杏、无花果等。必要时遵医嘱补充钾盐。口服补钾时间应在饭后进行,或将水剂与果汁同饮,以减轻胃肠道不适。噻嗪类的其他不良反应还有胃部不适、呕吐、腹泻、高血糖、高尿酸血症等。氨苯蝶啶的不良反应有胃肠道反应、嗜睡、乏力、皮疹,长期用药可产生高钾血症,尤其是伴肾功能减退、少尿或无尿者应慎用。螺内酯的不良反应有嗜睡、运动失调、男性乳房发育、面部多毛等,肾功能不全及高钾血症者禁用。另外,在非紧急情况下,利尿剂的应用时间选择早晨或日间为宜,避免夜间排尿过频而影响患者的休息。

3.洋地黄

(1)注意事项:洋地黄用量个体差异很大,口服地高辛前应严密监测脉搏,预防洋地黄中毒,注意不能与奎尼丁、普罗帕酮、维拉帕米、钙剂、胺碘酮等药物合用,以免增加药物毒性,长期使用地高辛的患者应定期监测血清地高辛浓度。

(2)洋地黄毒性表现:洋地黄中毒最重要的反应是各类心律失常,最常见的是室性期前收缩,多呈二联律或三联律,其他如房性期前收缩、心房颤动、房室传导阻滞等;胃肠道反应,如食欲缺乏、恶心、呕吐等;神经系统表现,如头痛、乏力、头晕、视力模糊、黄视、绿视等,在维持用量给药时相对少见。

(3)洋地黄中毒的处理:立即停用洋地黄;低血钾患者可口服或静脉补

充氯化钾,及时停用排钾利尿剂;纠正快速性心律失常可用利多卡因或苯妥英钠,禁用电复律,因易致心室颤动,有传导阻滞及缓慢性心律失常的患者可用阿托品静注或安置临时心脏起搏器。

(五)输液护理

输液患者应加强巡视,控制输液量和滴速,并告诉患者及其家属此做法的重要性,以防其随意调快滴速,加重心脏负荷,诱发急性肺水肿。24 h 输液量应控制在 1 500 mL 以内为宜,输液滴速宜控制在每分钟 20～30 滴,必要时使用输液泵控制输液速度。

(六)心理护理

由于心力衰竭患者病情易反复发作,从而影响日常生活及睡眠质量,导致患者产生焦虑、烦躁、痛苦、悲观、失望等心理变化。应及时安慰患者及其家属,鼓励他们采取积极的态度面对疾病。促进其与自信的病友交流、沟通,提高患者战胜疾病的信心。

【健康指导】

(1)疾病相关知识指导。与患者及家属一起制订活动目标和计划,根据患者身体情况确定活动的持续时间和频度,循序渐进增加活动量,制订活动计划,嘱患者饮食宜清淡、易消化、富营养,每餐不宜过饱,多食蔬菜、水果,防止便秘,戒烟酒。严格遵医嘱服药,不随意增减或撤换药物。教会患者服用地高辛前自测脉搏,当脉搏在 60 次/min 以下时暂停服药,及时就诊。服用洋地黄者应会识别其中毒反应并及时就诊;服用血管扩张剂者,改变体位时动作不宜过快,以防止发生直立性低血压。

(2)嘱患者定期门诊随访,防止病情发展。

第二章 呼吸系统疾病患者的护理

第一节 肺 炎

肺炎是指终末气道、肺泡和肺间质的炎症,可由病原微生物、理化因素、免疫损伤、过敏及药物因素所致,其中最常见的是细菌性肺炎。临床上表现为发热、寒战、胸痛、咳嗽和咳脓痰,X 射线胸片上可见至少 1 处不透光阴影。

【病因与发病机制】

当各种因素导致呼吸道局部和全身免疫防御系统受损时,病原体可经以下途径侵入下呼吸道引起肺炎:空气吸入、血行播散、邻近部位的感染直接蔓延、上呼吸道定植菌的误吸。

【临床表现】

肺炎的症状变化较大,可轻可重,决定于 3 个主要因素:局部炎症程度、肺部炎症的播散和全身炎症反应程度。

1.症状 常见症状为咳嗽、咳痰或原有呼吸道症状加重,并出现脓性痰或血痰,伴或不伴胸痛。重症患者有呼吸困难、呼吸窘迫。

2.体征 肺实变时有典型的体征,如叩诊浊音、语颤增强和支气管呼吸音等。并发胸腔积液者,患侧胸部叩诊浊音、语颤减弱、呼吸音减弱。

【辅助检查】

1.实验室检查

(1)血常规:白细胞计数和中性粒细胞明显升高,且呈核左移现象,或胞质内有毒性颗粒。

（2）细菌检查：痰涂片或培养有助于明确病原体。

（3）血和胸腔积液培养：肺炎患者血和痰培养分离到相同细菌,可确定为肺炎的病原菌。胸腔积液培养到的细菌则基本可认为是肺炎的致病菌。

（4）其他：经皮细针吸检和开胸肺活检、尿抗原试验、血清学检查、血气分析等。

2.影像学检查　胸部 X 射线征象可为肺炎发生的部位、严重程度和病原学提供重要线索。CT 对揭示病变性质、隐匿部位病变和其他伴随改变（胸腔积液、纵隔和肺内淋巴结肿大）有帮助。B 超用于探测胸腔积液和贴近胸壁的肺实质病灶,可指导穿刺抽液和经胸壁穿刺活检。

【治疗】

抗感染治疗是肺炎治疗的关键环节,包括经验性治疗和抗病原体治疗。前者主要根据患者流行病学资料和临床表现与影像特征,选择可能覆盖病原体的抗菌药物;后者根据呼吸道或肺组织标本的培养和药物敏感试验结果,选择体外试验敏感的抗菌药物。肺炎的抗菌药物治疗应尽早进行,一旦怀疑为肺炎即马上给予首剂抗菌药物。

肺炎链球菌肺炎首选青霉素 G,葡萄球菌肺炎可选用耐青霉素酶的半合成青霉素或头孢菌素,肺炎支原体肺炎首选大环内酯类抗生素,肺炎衣原体肺炎首选红霉素,病毒性肺炎可选用利巴韦林、阿昔洛韦等病毒抑制剂。

【护理措施】

（一）一般护理

1.运动与休息　卧床休息,减少活动,以减少组织对氧的需要,帮助机体组织修复。应尽量将治疗和护理集中在同一时间内完成,以保证患者有足够的休息时间。

2.饮食　给予高热量、高蛋白和富含维生素的流质或半流质饮食,并鼓励患者进食。对不能进食者,必要时用鼻饲补充营养,以弥补代谢的消耗。鼓励患者多饮水,每日摄入量在 1~2 L。需静脉补液者,滴速不宜过快,以免引起肺水肿。

3.口腔护理　高热患者,唾液分泌减少,口腔黏膜干燥,口腔内食物残渣易发酵,促使细菌繁殖。同时机体抵抗力下降及维生素缺乏,易引起口唇干裂、口唇疱疹、口腔炎症、溃疡。应在清晨、餐后及睡前协助患者漱口,或用漱口液清洁口腔,口唇干裂可涂润滑油保护。

（二）病情观察

观察患者的神志、生命体征、皮肤、黏膜、尿量等变化,尤其是关注儿童、老人、久病体弱者的病情变化。及时发现早期休克征象,协助医师及时采取救治措施。准确记录出入液量,估计患者的组织灌流情况。按医嘱执行导尿术及做中心静脉压测定。

（三）对症护理

1. 发热的护理 高热时一般先用物理降温,如枕部冷敷、温水擦浴,若体温未下降可给予药物降温,降温 30 min 后测体温。患者寒战时注意保暖,适当增加盖被,大量出汗者应及时更换衣服和盖被,并注意保持皮肤的清洁干燥。

2. 低氧的护理 根据血气分析结果给予吸氧,维持 $PaO_2 > 60$ mmHg,有助于改善组织器官的缺氧状态。常用的吸氧方法包括鼻导管吸氧法、面罩吸氧法、正压给氧法。高浓度(>60%)长时间给氧可损害脑、心、肺、肾等器官,在肺部可引起肺泡间质水肿、肺泡上皮增生、肺透明膜形成、肺出血等,也可引起早产儿、新生儿眼晶体后纤维增生症,影响视力,所以吸氧时应注意防止氧中毒。

3. 咳嗽、咳痰的护理

（1）有效咳嗽:适用于清醒且配合的患者。①有效咳嗽的方法:患者尽可能采用坐位,先进行深而慢的腹式呼吸 5 ~ 6 次,深吸气至膈肌完全下降,屏气 3 ~ 5 s,身体前倾,从胸腔进行 2 ~ 3 次短促有力的咳嗽,同时收缩腹肌,或用手按压上腹部或双手环抱一个枕头于腹部,有利于膈肌上升帮助痰液咳出。②也可取俯卧屈膝位,借助膈肌、腹肌收缩,增加腹压,咳出痰液。③指导患者经常变换体位有利于痰液咳出。④对于胸痛患者,可用双手或枕头轻压伤口两侧以减轻伤口带来的疼痛。疼痛剧烈时可遵医嘱给予镇痛药,30 min 后指导患者进行有效咳嗽。

（2）气道湿化:适用于痰液黏稠不易咳出者。①湿化时间不宜过长,一般以 10 ~ 20 min 为宜,湿化时间过长可引起黏膜水肿和气道狭窄,甚至诱发支气管痉挛,加重水、钠潴留。②湿化温度宜在 35 ~ 37 ℃,温度过高易灼伤呼吸道,损害气道黏膜纤毛运动;温度过低可诱发哮喘、寒战反应。③吸入过程中避免降低吸入氧浓度。④治疗后及时鼓励患者咳嗽、咳痰或协助翻身、叩背。⑤湿化器应按照规定消毒,专人专用,以预防呼吸道疾病的交叉感染。

(3)胸部叩击:适宜久病体弱、长期卧床、排痰无力者,禁用于未经引流的气胸、肋骨骨折、有病理性骨折史、咯血、低血压及肺水肿等患者。叩击者两手手指弯曲并拢,掌侧呈杯状,以手腕力量,从肺底自下而上,由外向内、迅速而有节律地叩击胸壁,震动气道,每一肺叶叩击 1 ~ 3 min,120 ~ 180 次/min。注意事项:①叩击前查看影像资料或听诊肺部呼吸音明确痰液潴留部位。②用单层薄布保护胸廓部位,叩击时避开乳房、心脏、骨突部位(如脊柱、肩胛骨、胸骨)及衣物拉链、纽扣等。③叩击力量要适中,以不引起患者疼痛为宜,每次叩击 5 ~ 15 min,在餐后 2 h 至餐前 30 min 进行,以避免治疗中发生呕吐。④操作后协助患者咳痰,复查肺部呼吸音及啰音的变化。

(4)体位引流:适宜于有大量痰液排出不畅的患者;禁用于有明显呼吸困难和发绀者、近 1 ~ 2 周内曾有大咯血史、严重心血管疾病或年老体弱不能耐受者。原则上抬高病变部位,引流支气管开口向下。

(5)机械吸痰:适用于无力咳痰,意识障碍或建立人工气道者。①在吸痰前、后适当提高吸氧浓度,使用密闭式吸痰系统,预防吸痰中出现低氧血症。②每次吸引时间<15 s,两次抽吸间隔时间>3 min。③严格无菌操作,避免呼吸道交叉感染。

(四)用药护理

1.抗生素治疗的护理

(1)用药前询问药物过敏史,严格遵照药品说明书进行药物皮肤试敏。

(2)应严格遵照医嘱及药品说明书配制和使用抗生素,避免发生药物不良反应,如发热,皮疹,胃肠道不适,肝、肾毒性,耳毒性等,发现异常及时报告。

(3)用药过程中密切观察有无变态反应,对于患者从未使用的抗生素,首次输液速度宜慢,以免发生变态反应,如患者突然出现呼吸困难、血压下降、意识障碍,应立即停药并报告医师,做好抢救准备。

(4)长期、大量使用抗生素的患者应监测肝、肾功能。

2. 感染性休克患者治疗用药的护理

（1）扩充有效循环血容量：①根据患者生命体征、年龄、基础疾病、心功能情况、出入液量及中心静脉压水平决定补液速度及补液量。若血压低、中心静脉压<5 cmH$_2$O 应迅速补液；中心静脉压达到或超过 10 cmH$_2$O 时，输液速度不宜过快，以免诱发急性心力衰竭。②下列证据提示血容量已经补足：口唇红润、肢端温暖、收缩压>90 mmHg、脉压>30 mmHg、尿量>30 mL/h。③若血容量已经基本补足，尿比重<1.018 及尿量<20 mL/h 应及时报告医师，警惕急性肾衰竭的发生。

（2）纠正酸中毒：酸中毒是由于组织缺氧所致。纠正酸中毒可以加强心肌收缩力，增强血管对升压药的反应，改善微循环。常用 5% 碳酸氢钠溶液静脉滴注，因其配伍禁忌较多，应单独输入。

（3）血管活性药物的应用：应用血管活性药物应根据血压的变化调整滴速，维持收缩压在 90～100 mmHg 为宜，注意控制输液速度。输液过程中要防止药液外渗，以免局部组织缺血坏死。

（五）心理护理

高热、咳嗽、咳痰、呼吸困难等症状会给患者带来很大的精神压力。因此，要注意评估肺炎对患者日常生活、工作或学习的影响，以及患者能否适应疾病所带来的角色转变，观察其情绪变化，向患者讲解肺炎的患病及治疗过程、预后及防治知识，并列举成功的治疗案例，使患者树立康复的信心。

【健康指导】

1. 住院期间健康指导

（1）向患者宣传有关肺炎的基本知识。

（2）保证充足的休息时间，增加水和营养的摄入，以增加机体对感染的抵抗能力。

（3）体温高或需要痰液引流的患者应给予相应的护理指导。

（4）指导使用抗生素者若有不适应及时通知医护人员，以免发生变态反应。

（5）为减少唾液污染，指导患者漱口后采集深咳痰液，室温下 2 h 内送检。

2. 出院指导

（1）出院后继续用药者，应嘱其遵医嘱按疗程服药，若更换抗生素应注意迟发变态反应，出现发热、心率增快、咳嗽、咳痰、胸痛等症状时，应及时就诊。

（2）指导患者病情好转后，注意锻炼身体，加强耐寒锻炼；天气变化时随时增减衣服，避免受凉、淋雨、酗酒及吸烟，预防上呼吸道感染。

（3）预防接种肺炎链球菌疫苗和（或）流感疫苗可减少某些特定人群罹患肺炎的机会。

第二节　肺血栓栓塞症

肺血栓栓塞症的血栓由来源于上、下腔静脉径路或右心腔，其中大部分来源于下肢深静脉。近年来，由于颈内和锁骨下静脉留置导管和静脉内化疗的增加，使来源于上腔静脉径路的血栓较以前有所增多。

【病因与发病机制】

1. 危险因素

（1）任何可以导致静脉血液淤滞、静脉系统内皮损伤和血液高凝状态的因素都可使深静脉血栓形成和肺动脉栓塞发生的危险性增加。原发性危险因素由遗传变异引起，继发性危险因素是指后天获得的易发生深静脉血栓形成和肺动脉栓塞的多种病理和病理生理改变。

（2）年龄可作为独立的危险因素，随着年龄的增长，深静脉血栓形成和肺动脉栓塞的发病率逐渐增加。

2. 发病机制　外周静脉血栓形成后，如果血栓脱落，即可随静脉血流移行至肺动脉内，形成肺动脉栓塞。急性肺栓塞发生后，血栓机械性堵塞肺动脉及由此引发的神经、体液因素的作用，可导致呼吸和循环功能的改变，如出现低氧血症、代偿性过度通气（低碳酸血症）或相对性低肺泡通气等。

【临床表现】

1. 症状

(1) 呼吸困难：不明原因的呼吸困难和气促，活动后明显，为肺动脉栓塞最常见的症状。

(2) 其他表现：胸痛、突发的一过性晕厥、咳嗽、咯血，也可有心悸、腹痛、烦躁不安、惊恐甚至濒死感。

2. 体征　患者可有发热及呼吸系统和循环系统相关体征。

3. 深静脉血栓形成的表现　若存在深静脉血栓形成，则主要表现为患肢肿胀、周径增粗、疼痛或压痛、皮肤色素沉着，行走后患肢易疲劳或肿胀加重，但约半数以上的下肢深静脉血栓形成患者无自觉症状和明显体征。

4. 临床分型　可按发病缓急分为急性肺血栓栓塞症和慢性肺血栓栓塞症，急性肺血栓栓塞症主要表现为循环系统功能衰竭，慢性肺血栓栓塞症主要表现为肺动脉高压相关临床表现。

【辅助检查】

1. 实验室检查　若血浆 D-二聚体低于 500 μg/L，对肺动脉栓塞有重要的鉴别诊断价值。动脉血气分析表现为低氧血症、低碳酸血症。

2. 影像学检查　首选多排 CT 肺血管造影，造影剂过敏者可选用放射性核素肺通气/灌注扫描、磁共振成像（MRI）。X 射线胸片、超声心动图、下肢血管超声等检查也有辅助作用。不明原因的肺动脉栓塞患者，应进行隐源性肿瘤筛查。

【治疗】

急症给予对症处理、呼吸循环支持治疗，如无禁忌证给予抗凝治疗，大面积肺动脉栓塞病例给予溶栓治疗。常用抗凝药物为肝素和华法林；常用的溶栓药物有尿激酶（UK）、链激酶（SK）、重组组织型纤溶酶原激活剂（rt-PA）等。还可使用肺动脉血栓摘除术、肺动脉导管碎解和抽吸血栓、放置腔静脉滤器等。

【护理措施】

(一)一般护理

(1)肺血栓栓塞症急性期应绝对卧床休息,一般卧床时间应在充分抗凝的前提下卧床 2~3 周;无明显症状且生活能自理者也应卧床。

(2)床上活动时避免突然坐起,并注意不要过度屈曲下肢。

(3)严禁挤压、按摩患肢,防止血栓脱落,造成再次栓塞。

(二)饮食护理

低脂、清淡易消化饮食,保持大便通畅,预防便秘。

(三)用药护理

常用药物包括溶栓药物、抗凝药物、对症治疗药物等。

1.溶栓药物应用护理

(1)密切观察出血征象,如皮肤青紫、穿刺部位出血、血尿、腹部或背部疼痛、严重头痛及意识改变等。

(2)严密监测血压变化,当血压过高时及时通知医师进行适当处理。

(3)建立静脉通路时,避免反复穿刺血管,静脉穿刺部位压迫止血时需加压并延长按压时间。

(4)遵医嘱观察出凝血时间变化。

2.抗凝药物应用护理

(1)使用肝素或低分子量肝素前应定时监测活化部分凝血活酶时间(APTT)、凝血酶原时间(PT)及血常规,使用普通肝素时,应密切观察出血及肝素诱导的血小板减少症(HIT),监测血小板计数。

(2)应用华法林时,定期监测国际标准化比率(INR),以调整剂量。主要不良反应是出血,发生出血时可用维生素 K 拮抗。在应用华法林治疗的前几周还可能引起血管性紫癜,导致皮肤坏死,应密切观察。

3.其他 使用镇静、止痛、止咳等相应的对症治疗措施,注意观察疗效和不良反应。

(四)并发症护理

1.休克 患者心输出量减少可能出现低血压甚至休克,严密监测生命体征,特别是血压变化,遵医嘱给予静脉输液和使用升压药,记录 24 h 出入量。

2.右心功能不全　监测患者有无明显气促、食欲减退、心悸、腹胀等右心功能不全的症状,积极治疗原发病,控制感染,改善缺氧状况,限制水钠摄入,并执行肺源性心脏病护理常规。

3.再栓塞　急性期绝对卧床休息,避免下肢过度屈曲,保持大便通畅,避免用力排便,以防下肢血管内压力突然升高,使血栓再次脱落形成新的危及生命的栓塞;恢复期下肢可进行适当的活动或关节的被动活动。观察局部皮肤的颜色变化,测量和比较双侧下肢周径,以差值>1 cm 为有临床意义。检查是否存在 Homan 征阳性(轻轻按压膝关节并屈膝,踝关节急速背曲时出现腘窝部、腓肠肌疼痛),及时发现下肢深静脉血栓形成的征象。大、小腿周径的测量点分别为髌骨上缘以上 15 cm 处和髌骨下缘以下 10 cm 处。

(五)病情观察

(1)监测患者的生命体征,特别是呼吸、血氧饱和度、动脉血气、心率等情况,根据缺氧程度选择适当给氧方式,严重呼吸困难者给予机械通气。

(2)观察患者意识状态,有无烦躁不安、嗜睡、定向力障碍等,观察呼吸困难、胸痛等临床症状的改善情况。

(3)观察患者有无右心功能不全的表现,如颈静脉怒张、下肢水肿等。

(4)监测患者的心电变化,警惕各类心律失常的出现。

【健康指导】

1.疾病预防指导

(1)对存在发生深静脉血栓危险因素的人群,指导其避免增加血液淤滞的行为,如长时间保持坐位特别是坐时跷二郎腿、穿束膝长筒袜、长时间站立不活动等。

(2)对于卧床患者鼓励其床上肢体活动,不能自主活动的患者需进行被动关节活动,病情允许时需协助早期下地活动或走路。不能活动的患者将腿抬高至心脏以上水平,可促进下肢静脉血液回流。

(3)卧床患者可利用机械作用如穿加压弹力抗栓袜等促进下肢静脉血液回流。

(4)指导患者适当增加液体摄入,防止血液浓缩。由于高脂血症、糖尿病等疾病可导致血液高凝状态,指导患者积极治疗原发病。

（5）对于血栓形成高危患者遵医嘱服用抗凝剂防止血栓形成。

2.病情监测指导　向患者介绍深静脉血栓形成和肺动脉栓塞的表现。对于长时间卧床患者若出现一侧肢体疼痛、肿胀,应注意深静脉血栓形成发生的可能;在存在相关发病因素的情况下突然出现胸痛、呼吸困难、咯血痰等表现时,应注意肺动脉栓塞的可能性,需及时就诊。

◀◀ 第三节　肺脓肿

肺脓肿是由多种病原菌引起的肺部化脓性感染,早期为肺组织的化脓性炎症,继而坏死、液化,由肉芽组织包绕形成脓肿。其临床特征为高热、咳嗽和大量脓臭痰。多发于壮年男性及年老体弱有基础疾病者。

【病因及病理】

肺脓肿的发生和发展,常有3个因素:即细菌感染,支气管阻塞和全身抵抗力下降。临床常见的病因有两大类:血源感染和气管感染。血源感染主要由败血症及脓毒血症引起,病变广泛常为多发,主要采用药物治疗;气管感染主要来自呼吸道或上消化道带有细菌的分泌物,在睡眠、昏迷、酒醉、麻醉或癫痫发作、脑血管意外之后,被吸入气管和肺内,造成小支气管阻塞,在人体抵抗力减低的情况下,就会诱发肺脓肿。

支气管阻塞远侧端的肺段发生肺不张及炎变,继而引起肺段血管栓塞产生肺组织坏死及液化,周围的胸膜肺组织发生炎症反应,终于形成1个有一定范围的脓肿。脓肿形成后,经过急性和亚急性阶段,如支气管引流不通畅,感染控制不彻底,则逐步转入慢性阶段。在感染的反复发作,交错衍变的过程中,受累肺及支气管既有破坏,又有组织修复;既有肺组织的病变,又有支气管胸膜的病变;既有急性炎症,又有慢性炎症。主要表现为肺组织内的一个脓腔,周围有肺间质炎症及不同程度的纤维化,相关的支气管产生不同程度的梗阻和扩张。

慢性肺脓肿有以下3个特征:①脓肿部位开始时多居于有关肺段或肺叶的表浅部。②脓腔总是与1个或1个以上的小支气管相通。③脓肿向外蔓延扩展,到晚期则不受肺段、肺叶界限的限制,而可跨段、跨叶,形成相互沟通的多房腔的破坏性病灶。慢性肺脓肿由于胸膜粘连,粘连中形成侧支循环,血流方向是自血压较高的胸壁体循环流向血压较低的肺循环。临床在其体表部可听到收缩期加重的连续性血管杂音。凡有此杂音者术中出血量较大,应有充分补血和止血技术方面的准备。慢性肺脓肿患者经久咳嗽、咯血、脓痰,全身有中毒症状,营养状况不良,呼吸功能受损,有贫血、消瘦、水肿、杵状指等。

【临床表现】

(1)发病急骤,畏寒、高热,体温达 39～40 ℃,伴有咳嗽,咳黏液痰或黏液脓性痰。

(2)炎症累及胸膜可出现患侧胸痛,病变范围大时,可有气促。常伴有精神不振、全身乏力和食欲减退。

(3)痰的性质:①感染不能及时控制,可于发病的 10～14 d,突然咳出大量脓臭痰及坏死组织,每日量可达 300～500 mL。②典型的痰液呈黄绿色、脓性,有时带血,留置分层。咳出大量脓痰后,体温开始下降,全身症状开始好转。③厌氧菌感染时,痰带腥臭味。

(4)体征:病变大而表浅者,可闻及支气管呼吸音;病变累及胸膜,有胸膜摩擦音或胸腔积液。慢性肺脓肿,常伴有杵状(趾)指、贫血和消瘦。

【诊断】

除分析病史、症状及体格检查外,必须进行 X 射线检查。胸部 X 射线片可见肺部空洞性病灶,壁厚、常有气液面,周围有浸润及条索状阴影,伴胸膜增厚,支气管造影对判断有无合并支气管扩张及确定病变切除的范围都有很大帮助。对有进食呛咳者应行碘油或钡餐食管造影检查,明确有无食管气管瘘;若需与肺癌鉴别时需做支气管镜取活组织检查。

【治疗】

肺脓肿病期在 3 个月以内者,应采用全身及药物治疗,包括抗生素全身应用及体位引流,局部滴药、喷雾及气管镜吸痰等。经上述治疗无效则考虑外科手术治疗。急性肺脓肿的感染细菌包括厌氧菌,一般均对青霉素敏感,肺脓肿的致病厌氧菌中,仅脆弱类杆菌对青霉素不敏感,而对林可霉素、克林霉素和甲硝唑敏感。青霉素可根据病情,一般用量为 120 万 ~ 240 万 U/d,病情严重者可用到 1 000 万 U/d 静脉滴注,以提高坏死组织中的药物浓度。体温一般在治疗 3 ~ 10 d 内降至正常,然后可改为肌内注射。如青霉素疗效不佳,改用林可霉素 1.8 ~ 3 g/d 静脉滴注,或克林霉素 0.6 ~ 1.8 g,或甲硝唑 0.4 g,每天 3 次口服或静脉滴注。当疗效不佳时,要注意根据细菌培养的药物敏感试验结果选用抗菌药物。痰液引流是提高疗效的措施,身体状况较好者可采取体位引流排痰,使脓肿处于最高位置。经有效的抗菌药物治疗,大多数患者可痊愈。少数患者疗效不佳,需考虑手术治疗,其手术适应证为肺脓肿病程超过 3 个月,内科治疗不能减少脓腔,并有反复感染、大咯血经内科治疗无效,伴有支气管胸膜瘘或脓胸经抽吸冲洗脓液疗效不佳者。

【护理措施】

(1)保持室内空气流通、阳光充足。进食高热量、高蛋白、高维生素等营养丰富的食物。

(2)指导有效咳嗽:肺脓肿的患者咳痰量大,协助患者经常活动和变换体位,以利痰液排出。鼓励患者增加液体摄入量,以促进体内的水化作用,使脓痰稀释而易于咳出。

(3)观察痰液变化:①准确记录 24 h 痰液排出量,静置后是否分层。②发现血痰时,应及时报告医师;若痰中血量较多,应严密观察病情变化,防止大咯血或窒息的突然发生,准备好急救用物,嘱患者头偏向一侧,最好取患侧卧位,必要时可行体位引流。

(4)口腔护理:肺脓肿患者因高热时间较长、咳大量脓臭痰,利于细菌繁殖;大量抗生素的应用,易诱发真菌感染。因此要在晨起、饭后、体位引流后、临睡前协助患者漱口及刷牙,保持口腔清洁、湿润。

◀◀ 第四节　支气管哮喘

支气管哮喘简称哮喘,是气道的一种慢性变态反应性炎症性疾病。气道炎症由多种炎症细胞、气道结构细胞和细胞组分参与。这种炎症常伴随引起气道反应性增强和出现广泛多变的可逆性气流受限,并引起反复发作性的喘息、气急、胸闷和(或)咳嗽等症状,常在夜间和(或)清晨发作、加剧,多数患者可自行缓解或经治疗缓解。

【病因】

1. 遗传因素　哮喘患者亲属患病率高于群体患病率,且亲缘关系越近,患病率越高,具有家族积聚现象;患者病情越严重,其亲属患病率也越高。

2. 环境因素　主要包括室内变应原(尘螨、家养宠物、蟑螂)、室外变应原(花粉、真菌)、职业性变应原(油漆、饲料、活性染料)、食物(鱼、虾、蟹、蛋类、牛奶)、药物(普萘洛尔、阿司匹林、抗生素)和非变应原性因素,如气候变化、运动、吸烟、肥胖、妊娠、胃食管反流等。

【发病机制】

气道免疫-炎症机制、神经调节机制及其相互作用。

【体征】

发作时胸部呈过度充气状态,双肺可闻及广泛的哮鸣音,呼气音延长。但在轻度哮喘或非常严重哮喘发作时,哮鸣音可不出现,表现为"沉默肺"。

【并发症】

气胸、纵隔气肿、肺不张,长期反复发作和感染可并发慢性支气管炎、肺气肿、支气管扩张症、间质性肺炎、肺纤维化和肺源性心脏病。

【辅助检查】

1. 实验室检查

(1)痰液:痰涂片可见较多嗜酸性粒细胞。

(2)血气分析:严重发作时表现为呼吸性碱中毒。如重症哮喘,病情进一步发展,气道阻塞严重,表现为呼吸性酸中毒;如缺氧明显,可合并代谢性酸中毒。

(3)特异性变应原的检测:血液、皮肤点刺、吸入变应原试验有助于病因诊断。

2. 胸部 X 射线/CT 检查 哮喘发作早期可见两肺透亮度增加,呈过度充气状态,如并发感染,可见肺纹理增加及炎性浸润阴影。

3. 呼吸功能检查

(1)通气功能:哮喘发作时关乎气流速度的全部指标均显著下降。

(2)支气管激发试验:只适用于第一秒用力呼气量(FEV_1)在正常预计值的 70% 以上的患者。激发试验阳性:FEV_1 下降 $\geqslant 20\%$。常用吸入激发剂为醋甲胆碱、组胺。

(3)支气管舒张试验:用以测定气道可逆性。舒张试验阳性:①FEV_1 较用药前增加 $\geqslant 12\%$,且其绝对值增加 $\geqslant 200$ mL。②PEF 较治疗前增加 60 L/min 或 $\geqslant 20\%$,常用吸入型的支气管舒张药有沙丁胺醇、特布他林等。

(4)呼气流量峰值(PEF)及其变异率测定:发作时 PEF 下降。气道气流受限可逆性改变的特点:昼夜或 24 h 内 PEF 变异率 $\geqslant 20\%$。

【治疗】

防治哮喘最有效的方法是找到引起哮喘发作的变应原或其他非特异刺激因素,并立即脱离。使用控制和缓解哮喘发作的药物,如糖皮质激素、β_2 受体激动剂、茶碱类、抗胆碱药、白三烯(LT)调节剂、抗 IgE 抗体等,还可采取特异性和非特异性免疫疗法,进行积极的哮喘管理,早日控制哮喘症状,提高患者生活质量。

哮喘治疗的目标是长期控制症状、预防未来风险的发生,即在使用最小有效剂量药物治疗或不用药物的基础上,能使患者与正常人一样生活、学习和工作。

【护理措施】

(一)一般护理

1.室内环境舒适、安静、冷暖适宜 保持室内空气流通,避免患者接触变应原,如花草、尘螨、花露水、香水等,扫地和整理床单位时可请患者室外等候或采取湿式清洁方法,避免尘埃飞扬。病房避免使用皮毛、羽绒或蚕丝织物等。

2.卧位与休息 急性发作时协助患者取坐位或半卧位,以增加舒适度,利于膈肌的运动,缓解呼气性呼吸困难。端坐呼吸的患者为其提供床旁桌支撑,以减少体力消耗。

(二)饮食护理

大约20%的成年患者和50%的患儿是因不适当饮食而诱发或加重哮喘,因此应给予患者营养丰富、清淡、易消化、无刺激的食物。若能找出与哮喘发作有关的食物,如鱼、虾、蟹、蛋类、牛奶等应避免食用。某些食物添加剂如酒石黄和亚硝酸盐可诱发哮喘发作,应引起注意。

(三)用药护理

治疗哮喘的药物分为控制性药物和缓解性药物。控制性药物是指需要长期每天规律使用,主要用于治疗气道慢性炎症,达到哮喘临床控制目的;缓解性药物指按需使用的药物,能迅速解除支气管痉挛,从而缓解哮喘症状。哮喘发作时禁用吗啡和大量镇静剂,以免抑制呼吸。

1.糖皮质激素 糖皮质激素简称激素,是目前控制哮喘最有效的药物。激素给药途径包括吸入、口服、静脉应用等。吸入性糖皮质激素(ICS)由于其局部抗感染作用强、起效快、全身不良反应少(黏膜吸收、少量进入血液),是目前哮喘长期治疗的首选药物。常用药物有布地奈德、倍氯米松等。通常需规律吸入1~2周方能控制。吸药后嘱患者清水含漱口咽部,可减少不良反应的发生。长期吸入较大剂量激素者,应注意预防全身性不良反应。布地奈德雾化用混悬液制剂,经压缩空气泵雾化吸入,起效快,适用于轻、中度哮喘急性发作的治疗。吸入激素无效或需要短期加强治疗的患者可采用泼尼松和泼尼松龙等口服制剂,症状缓解后逐渐减量,然后停用或改用吸入剂。不主张长期口服激素用于维持哮喘控制的治疗。口服用药宜在饭后服用,以减少对胃肠道黏膜的刺激。重度或严重哮喘发作时应及早静脉给予激素,可选择琥珀酸氢化可的松或甲泼尼龙。无激素依赖倾向者,可在 3 ~ 5 d 内停药;有激素依赖倾向者应适当延长给药时间,症状缓解后逐渐减量,然后改口服或吸入剂维持。

2. β_2 肾上腺素受体激动剂 短效 β_2 肾上腺素受体激动剂为治疗哮喘急性发作的首选药物。有吸入、口服和静脉 3 种制剂,首选吸入给药。常用药物有沙丁胺醇和特布他林。吸入剂包括定量气雾剂(MDI)、干粉剂和雾化溶液。短效 β_2 肾上腺素受体激动剂(SABA)应按需间歇使用,不宜长期、单一大剂量使用,因为长期应用可引起 β_2 受体功能下降和气道反应性增高,出现耐药性。主要不良反应有心悸、骨骼肌震颤、低钾血症等。长效 β_2 肾上腺素受体激动剂(LABA)与吸入性糖皮质激素(ICS)联合是目前最常用的哮喘控制性药物。常用的有普米克都保(布地奈德/福莫特罗干粉吸入剂)、舒利迭(氟替卡松/沙美特罗干粉吸入剂)。

3. 茶碱类 具有增强呼吸肌的力量及增强气道纤毛清除功能等,从而起到舒张支气管和气道抗感染作用,并具有强心、利尿、扩张冠状动脉、兴奋呼吸中枢等作用,是目前治疗哮喘的有效药物之一。氨茶碱和缓释茶碱是常用的口服制剂,尤其后者适用于夜间哮喘症状的控制。静脉给药主要用于重症和危重症哮喘。注射茶碱类药物应限制注射浓度,速度不超过 0.25 mg/(kg·min),以防不良反应发生。其主要不良反应包括恶心、呕吐、心律失常、血压下降及尿多,偶可兴奋呼吸中枢,严重者可引起抽搐乃至死亡。由于茶碱的"治疗窗"窄及茶碱代谢存在较大个体差异,有条件的应在用药期间监测其血药浓度。发热、妊娠、小儿或老年,患有肝、心、肾功能障碍及甲状腺功能亢进者尤须慎用。合用西咪替丁、喹诺酮类、大环内酯类药物等可影响茶碱代谢而使其排泄减慢,尤应观察其不良反应的发生。

4. 胆碱 M 受体拮抗剂 胆碱 M 受体拮抗剂分为短效(SAMA)(维持 4 ~ 6 h)和长效(LAMA)(维持 24 h)2 种制剂。异丙托溴铵是常用的短效制剂,常与 β_2 受体激动剂联合雾化应用,代表药可比特(异丙托溴铵/沙丁胺醇)。少数患者可有口苦或口干等不良反应。噻托溴铵是长效(LAMA)选择性 M_1、M_2 受体拮抗剂,目前主要用于哮喘合并 COPD 以及 COPD 患者的长期治疗。

5. 白三烯拮抗剂 通过调节白三烯的生物活性而发挥抗感染作用,同时舒张支气管平滑肌,是目前除吸入性糖皮质激素外唯一可单独应用的哮喘控制性药物,尤其适用于阿司匹林哮喘、运动性哮喘和伴有变应性鼻炎哮喘患者的治疗。常用药物为孟鲁司特和扎鲁司特。不良反应通常较轻微,主要是胃肠道症状,少数有皮疹、血管性水肿、转氨酶升高,停药后可恢复正常。

(四)病情观察

(1)哮喘发作时,协助取舒适卧位,监测生命体征、呼吸频率、血氧饱和度等指标,观察患者喘息、气急、胸闷或咳嗽等症状,是否出现三凹征、辅助呼吸肌参与呼吸运动、语言沟通困难、大汗淋漓等中重度哮喘的表现。当患者不能讲话,嗜睡或意识模糊,胸腹矛盾运动,哮鸣音减弱甚至消失,脉率变慢或不规则,严重低氧血症和高碳酸血症时,需转入ICU行机械通气治疗。

(2)注意患者有无鼻咽痒、咳嗽、打喷嚏、流涕、胸闷等哮喘早期发作症状,对于夜间或凌晨反复发作的哮喘患者,应注意是否存在睡眠低氧表现,睡眠低氧可以诱发喘息、胸闷等症状。

第五节　支气管扩张症

支气管扩张症是由于急、慢性呼吸道感染和支气管阻塞后,反复发生支气管炎症,致使支气管壁结构破坏,引起的支气管异常和持久性扩张。主要症状为慢性咳嗽,咳大量脓性痰和(或)反复咯血。

【病因与发病机制】

1.支气管-肺组织感染和支气管阻塞

(1)支气管-肺组织感染包括细菌、真菌、分枝杆菌、病毒感染等。

(2)支气管阻塞包括外源性压迫、肿瘤、异物、黏液阻塞等,可导致肺不张。两者相互影响,促使支气管扩张的发生和发展。

继发于肺结核的多见于上肺叶;继发于支气管肺组织感染病变的支气管扩张常见于下肺,尤以左下肺多见。

2.先天性发育障碍和遗传因素　原发性免疫缺陷病或继发性免疫缺陷病、先天性疾病(α_1-抗胰蛋白酶缺乏、纤毛缺陷、囊性纤维化)、先天性结构缺损(黄甲综合征、软骨缺陷)、移植术后等会损伤宿主气道清除机制和防御功能,使其清除分泌物的能力下降,易发生感染和炎症。

3.支气管外部的牵拉作用　肺组织的慢性感染或结核病灶愈合后的纤维组织牵拉,也可导致支气管扩张。

【临床表现】

1.症状　持续或反复的咳嗽、咳痰或咳脓痰(痰量估计:轻度,少于 10 mL/d;中度,10~150 mL/d;重度,多于 150 mL/d),反复咯血,如有反复肺部感染,可出现发热、乏力、食欲缺乏等慢性感染中毒症状。感染时痰液静置后分层:上层为泡沫,下悬脓性成分,中层为混浊黏液,下层为坏死组织沉淀物。如患者仅以反复咯血为唯一症状则为干性支气管扩张。

2.体征　早期或干性支气管扩张肺部体征可无异常,病变重或继发感染时,在下胸部、背部可闻及固定而持久的局限性粗湿啰音,有时可闻及哮鸣音,部分患者伴有杵状指(趾)。出现肺气肿、肺源性心脏病等并发症时有相应体征。

【辅助检查】

1.实验室检查　痰液检查显示含有丰富的中性粒细胞、多种微生物,痰涂片及细菌培养结果可指导抗生素治疗。

2.影像学检查　胸部 X 射线检查示囊状支气管扩张的气道表现为显著的囊腔,纵切面可显示"双轨征",横切面显示"环形阴影",并可见气道壁增厚。胸部 CT 检查横断显示扩张的支气管。

3.其他检查　纤维支气管镜检查有助于发现患者的出血、扩张或阻塞部位。肺功能检查可以证实有弥漫性支气管扩张或相关的阻塞性肺病导致的气流受限。

【治疗】

支气管扩张症的治疗原则是保持呼吸道通畅,控制感染,改善气流受限,处理咯血,积极治疗基础疾病,必要时手术治疗。

【护理措施】

（一）一般护理

（1）保持口腔清洁,指导患者咳嗽后、进食前后漱口。备好痰杯,记录痰量。咯血患者根据出血情况,备好负压吸引装置。

（2）卧位与休息:患者取舒适体位或坐位,指导有效咳嗽、咳痰。咯血患者取侧卧位或半卧位,头偏向一侧。

（二）饮食护理

给予高热量、高蛋白质、富含维生素饮食,避免冰冷食物诱发咳嗽,少食多餐,保证充足的饮水量,每天 1 500 mL 以上。咯血患者宜进食温凉软食,避免食用过硬食物。

（三）保持呼吸道通畅

评估患者状态行体位引流,即利用重力作用促进呼吸道分泌物流入气道,排出体外。

（1）引流前做好准备及患者的宣教,监测生命体征,听诊肺部明显病变部位,引流前15 min遵医嘱给予支气管舒张剂。备好排痰用纸巾或可弃去的一次性容器。

（2）引流体位:根据患者耐受情况,原则上抬高病灶部位的体位,使引流支气管开口向下。有利于潴留的分泌物随重力作用流入支气管和气管排出。

（3）引流时间:结合患者的状况,每天 1~3 次,每次 15~20 min,一般在饭前或清晨。

（4）引流时观察患者有无出汗、脉搏细弱、头晕、疲劳、面色苍白等症状,如患者出现心率超过 120 次/min,心律失常、高血压、低血压、眩晕或发绀,立刻停止并通知医师。

（5）引流过程中,指导患者做腹式呼吸,辅以胸部叩击或震荡。

（6）引流结束后协助患者取舒适卧位,漱口,观察痰液性质、颜色、量,做好记录。给予清水或漱口剂漱口,保持口腔清洁减少呼吸道感染的机会。

（四）用药护理

遵医嘱使用支气管舒张剂、祛痰剂、抗生素等,观察用药物后的反应。

雾化吸入后协助叩背排痰、排痰机排痰。支气管扩张剂可改善气流受限并帮助清除分泌物,对伴有气道高反应及可逆性气流受限的患者常有明显疗效。化痰药物及振动、拍背及体位引流等胸部物理治疗均有助于清除气道分泌物。为改善分泌物清除,应强调体位引流和雾化吸入乙酰半胱氨酸,后者可降低痰液黏稠度,使痰液液化,易于咳出。

（五）病情观察

监测生命体征,观察咳嗽,痰液的量、颜色、气味和黏稠度,与体位的关系,痰液静置后是否有分层现象,记录 24 h 痰液排出量。观察咯血的颜色、性质、量。注意患者是否有发热、乏力、贫血等全身症状,病情严重时患者可有发绀、气促等表现。对大咯血及意识不清的患者,观察有无窒息征象。

【健康指导】

（1）指导患者学会有效咳嗽,胸部叩击、雾化吸入、体位引流的方法,保持引流通畅。戒烟,避免烟雾和灰尘刺激。

（2）预防感冒,合理饮食,增强机体抵抗力,建立良好生活习惯,劳逸结合,必要时可给予预防接种。一旦发现症状加重,及时就医。

（3）学会感染、咯血等症状的监测,记录每日痰量,观察痰液的颜色、咳痰的难易程度,早期发现感染征兆,如痰量增加,脓性成分增多,应及时就诊。

（4）有低氧的患者,指导其正确进行家庭氧疗。

第六节　慢性支气管炎

慢性支气管炎是由于感染或非感染因素引起气管、支气管黏膜及其周围组织的慢性非特异性炎症。临床以咳嗽、咳痰或伴有喘息反复发作为特征,每年持续 3 个月以上,且连续 2 年以上。

【病因和发病机制】

慢性支气管炎的病因极为复杂,迄今尚有许多因素还不够明确,往往是多种因素长期相互作用的综合结果。

1. 感染 病毒、支原体和细菌感染是本病急性发作的主要原因。病毒感染以流感病毒、鼻病毒、腺病毒和呼吸道合胞病毒常见;细菌感染以肺炎链球菌、流感嗜血杆菌和卡他莫拉菌及葡萄球菌常见。

2. 大气污染 化学气体如氯气、二氧化氮、二氧化硫等刺激性烟雾,空气中的粉尘等均可刺激支气管黏膜,使呼吸道清除功能受损,为细菌入侵创造条件。

3. 吸烟 吸烟为本病发病的主要因素。吸烟时间的长短与吸烟量决定发病率的高低,吸烟者的患病率较不吸烟者高 2~8 倍。

4. 过敏因素 喘息型支气管患者,多有过敏史。患者痰中嗜酸性粒细胞和组胺的含量及血中 IgE 明显高于正常。此类患者实际上应属慢性支气管炎合并哮喘。

5. 其他因素 气候变化,特别是寒冷空气对慢性支气管炎的病情加重有密切关系。自主神经功能失调,副交感神经功能亢进,老年人肾上腺皮质功能减退,慢性支气管炎的发病率增加。维生素 C、维生素 A 缺乏,易患慢性支气管炎。

【临床表现】

1. 症状 患者常在寒冷季节发病,出现咳嗽、咳痰,尤以晨起显著,白天多于夜间。病毒感染痰液为白色黏液泡沫状,继发细菌感染,痰液转为黄色或黄绿色黏液脓性,偶可带血。慢性支气管炎反复发作后,支气管黏膜的迷走神经感受器反应性增高,副交感神经功能亢进,可出现过敏现象而发生喘息。

2. 体征 早期多无体征。急性发作期可有肺底部闻及干、湿啰音。喘息型支气管炎在咳嗽或深吸气后可闻及哮鸣音,发作时,有广泛哮鸣音。

3. 并发症

(1)阻塞性肺气肿:为慢性支气管炎最常见的并发症。

(2)支气管肺炎:慢性支气管炎蔓延至支气管周围肺组织中,患者表现寒战、发热、咳嗽加剧、痰量增多且呈脓性;白细胞总数及中性粒细胞增多;X射线胸片显示双下肺野有斑点状或小片阴影。

(3)支气管扩张症。

【诊断】

1. 辅助检查

（1）血常规：白细胞总数及中性粒细胞数可升高。

（2）胸部 X 射线：单纯型慢性支气管炎，X 射线片检查阴性或仅见双下肺纹理增多、增粗、模糊、呈条索状或网状。继发感染时为支气管周围炎症改变，表现为不规则斑点状阴影，重叠于肺纹理之上。

（3）肺功能检查：早期病变多在小气道，常规肺功能检查多无异常。

2. 诊断要点　凡咳嗽、咳痰或伴有喘息，每年发作持续 3 个月，连续 2 年或 2 年以上者，并排除其他心、肺疾患（如肺结核、肺尘埃沉着病、支气管哮喘、支气管扩张症、肺癌、肺脓肿、心脏病、心功能不全等）、慢性鼻咽疾患后，即可诊断。如每年发病不足 3 个月，但有明确的客观检查依据（如胸部 X 射线片、肺功能等）亦可诊断。

【治疗】

1. 急性发作期及慢性迁延期的治疗　以控制感染、祛痰、镇咳为主，同时解痉平喘。

（1）抗感染药物：及时、有效、足量，感染控制后及时停用，以免产生细菌耐药或二重感染。一般患者可按常见致病菌用药。可选用青霉素 G 80 万 U 肌内注射；复方磺胺甲噁唑（SMZ），每次 2 片，2 次/d（阿莫西林 2 ~ 4 g/d，分 3 ~ 4 次口服）；氨苄西林 2 ~ 4 g/d，分 4 次口服；头孢氨苄 2 ~ 4 g/d 或头孢拉定 1 ~ 2 g/d，分 4 次口服；头孢呋辛 2 g/d 或头孢克洛 0.5 ~ 1.0 g/d，分 2 ~ 3 次口服。亦可选择新一代大环内酯类抗生素，如罗红霉素 0.3 g/d，分 2 次口服。抗菌治疗疗程一般 7 ~ 10 d，反复感染病例可适当延长。严重感染时，可选用氧苄西林、环丙沙星、氧氟沙星、阿米卡星、奈替米星或头孢菌素类联合静脉滴注给药。

（2）祛痰镇咳药：刺激性干咳者不宜单用镇咳药物，否则痰液不易咳出。可给盐酸溴环己胺醇 30 mg 或羧甲基半胱氨酸 500 mg，3 次/d，口服。乙酰半胱氨酸（富露施）及氯化铵甘草合剂均有一定的疗效。α-糜蛋白酶雾化吸入亦有消炎祛痰的作用。

（3）解痉平喘：解痉平喘主要为解除支气管痉挛，利于痰液排出。常用药物为氨茶碱 0.1~0.2 g,3 次/d,口服;丙卡特罗 50 mg,2 次/d,口服;特布他林 2.5 mg,2~3 次/d,口服。慢性支气管炎有可逆性气道阻塞者应常规应用支气管舒张剂,如异丙托溴铵(异丙阿托品)气雾剂、特布他林等吸入治疗。阵发性咳嗽常伴不同程度的支气管痉挛,应用支气管扩张药后可改善症状,并有利于痰液的排出。

2. 缓解期的治疗　应以增强体质,提高机体抗病能力和预防发作为主。

3. 中药治疗　采取扶正固本原则,按肺、脾、肾的虚实辨证施治。

【护理措施】

(一)常规护理

1. 环境　保持室内空气新鲜,流通,安静,舒适,温、湿度适宜。

2. 休息　急性发作期应卧床休息,取半卧位。

3. 给氧　持续低流量吸氧。

4. 饮食　给予高热量、高蛋白、高维生素易消化饮食。

(二)专科护理

1. 解除气道阻塞,改善肺泡通气　及时清除痰液,神志清醒患者应鼓励咳嗽,痰稠不易咯出时,给予雾化吸入或雾化泵药物喷入,减少局部淤血水肿,以利痰液排出,危重体弱患者,定时更换体位,叩击背部,使痰易于咯出,餐前应给予胸部叩击或胸壁震荡。方法:患者取侧卧位,护士两手手指并拢,手背隆起,指关节微屈,自肺底由下向上,由外向内叩拍胸壁,震动气管,边拍边鼓励患者咳嗽,以促进痰液的排出,每侧肺叶叩击 3~5 min。对神志不清者,可进行机械吸痰,需注意无菌操作,抽吸压力要适当,动作轻柔,每次抽吸时间不超过 15 s,以免加重缺氧。

2. 合理用氧减轻呼吸困难　根据缺氧和二氧化碳潴留的程度不同,合理用氧,一般给予低流量、低浓度、持续吸氧,如病情需要提高氧浓度,应辅以呼吸兴奋剂刺激通气或使用呼吸机改善通气,吸氧后如呼吸困难缓解、呼吸频率减慢、节律正常、血压上升、心率减慢、心律正常、发绀减轻、皮肤转暖、神志转清、尿量增加等,表示氧疗有效。若呼吸过缓,意识障碍加深,需考虑二氧化碳潴留加重,必要时采取增加通气量措施。

第三章 消化系统疾病患者的护理

第一节 肝脓肿

肝脓肿是指致病微生物通过各种途径迁移到肝脏所致的肝内化脓性疾病。临床上最常见的肝脓肿类型有2种:细菌性肝脓肿和阿米巴肝脓肿。近年来,由于诊断技术水平的提高和医疗覆盖面的扩大,肝脓肿的发病率呈上升趋势。与此同时,由于治疗技术的发展和改进,病死率也明显下降。

【分类及病因】

1. 细菌性肝脓肿　细菌性肝脓肿是由化脓性细菌侵入肝脏形成的肝内化脓性感染疾病,因此又称化脓性肝脓肿,可发生于任何年龄段,多见于中年以上患者,没有明显的性别差异。原有肝脏疾病、糖尿病、获得性免疫缺陷综合征(acquired immunodeficiency syndrome,AIDS,又称艾滋病),长期口服抗生素、免疫抑制剂者发病率较高。其感染途径如下。

(1)胆道:这是细菌进入肝脏最常见和最主要的途径。细菌性肝脓肿多发生于胆囊炎及各种原因引起的胆道感染。常见细菌为大肠埃希菌。

(2)门静脉:腹腔内有感染灶时,细菌可以通过门静脉进入肝脏,引起肝脓肿,如腹腔感染、肠道感染、痔核感染、脐部感染。经门静脉感染者细菌常侵犯肝右叶。

(3)肝动脉:全身任何部位的感染都可以通过血行途径由肝动脉进入肝脏,如肺炎、细菌性心内膜炎、化脓性骨髓炎等。由肝动脉感染者多为侵及左右肝叶的多发性脓肿。病原菌以葡萄球菌尤其是金黄色葡萄球菌(简称"金葡菌")为常见。

(4)淋巴系统:有肝脏毗邻组织、器官的感染性病灶,如胃十二指肠穿孔、膈下脓肿等,细菌可以经过淋巴管进入肝脏。

（5）各种原因导致肝脏开放性损伤时,细菌可随致伤异物或伤口进入肝脏。

（6）还有一些不明原因的肝脓肿,称为隐源性肝脓肿,可能与肝脏已存在的一些隐匿性疾病有关。当机体抵抗力减弱时,病原菌在肝脏内繁殖引起肝脓肿。

2.阿米巴肝脓肿　阿米巴肝脓肿是指溶组织阿米巴滋养体从肠道侵入肝脏而引起的化脓性病变,是肠阿米巴感染最常见的并发症。多见于温、热带地区,热带和亚热带国家最为常见。多数在阿米巴痢疾期间形成,部分发生在痢疾愈后数周或数月,甚至极个别发生于 20～30 年之后,农村发病率高于城市。阿米巴包囊随被污染的食物或饮水进入体内、肠道。当机体抵抗力正常时,阿米巴滋养体并不侵犯肠黏膜,而是随粪便排至体外。当机体或肠道局部抵抗力降低时,阿米巴滋养体则侵入肠壁。由于原发病灶大多位于盲肠、升结肠,该处血流大部分进入肝右叶,所以阿米巴肝脓肿约 80% 位于肝右叶,多为单发性。

常并发葡萄球菌、链球菌、肺炎链球菌、大肠埃希菌感染。

【临床表现】

1.细菌性肝脓肿　大多数病例起病急。①畏寒、寒战、高热是最常见表现,且反复发作,体温多为弛张热型,伴有大量出汗、脉率增快;②肝区持续性钝痛;③感染刺激膈肌或向胸膜、肺扩散,可伴有胸痛或右肩牵拉痛及刺激性咳嗽和呼吸困难;④全身中毒反应和消耗,可出现乏力、食欲缺乏、恶心、呕吐,部分患者出现黄疸,病情严重者可有中毒性休克;⑤查体可发现肝大、肝区压痛、肝区叩击痛等体征,部分患者可出现右侧反应性胸膜炎和胸腔积液。近年来发现部分患者表现不典型,约 30% 的患者无发热,大约有 50% 的患者可无腹痛。这部分患者的肝脓肿症状往往被其基础疾病症状掩盖,容易漏诊。

2.阿米巴肝脓肿　本病的发展过程较为缓慢,因大小、部位、病程及并发症等不同,临床表现差异较大,主要表现为:①发热,体温多持续在 38～39 ℃,呈弛张热或间歇热,肝脓肿后期,体温可正常或低热,如继发细菌感染,体温可达 40 ℃以上。②肝区疼痛。③食欲缺乏、腹胀、恶心、呕吐、腹泻、体重减轻、衰弱乏力、消瘦、贫血等。④10%～15%出现轻度黄疸。⑤查体可发现肝大、肝区有压痛与明显叩痛。脓肿在右半肝下部时可见右上腹膨隆,有压痛,肌肉紧张,或扪及肿块。肝脏常呈弥漫性肿大,触之边缘圆钝,有充实感,触痛明显。⑥少数患者可出现胸腔积液。

【辅助检查】

1. 细菌性肝脓肿

(1)实验室检查:白细胞计数明显升高,中性粒细胞比例升高,血沉加快;肝功能检查有血清碱性磷酸酶、γ-谷氨酰转肽酶、氨基转移酶、胆红素水平不同程度升高,白蛋白水平降低。

(2)影像学检查:腹部超声可明确脓肿大小、部位和数目,并区分病变是囊性还是实性,可协助确定脓肿穿刺点或手术引流路径,可作为首选的检查方法。CT 对细菌性肝脓肿与肝脏其他病变的鉴别比超声准确。

2. 阿米巴肝脓肿 有痢疾病史时,应疑为阿米巴肝脓肿。缺乏痢疾病史时也不能排除,应结合各种检查结果进行全面分析。

(1)实验室检查:轻症者或慢性期白细胞计数可正常,急性期可达 $15×10^9/L$,若大于 $20×10^9/L$,应注意是否合并细菌感染。中性粒细胞比例在0.80以上,病程长者可有低蛋白血症、贫血、红细胞沉降率增快。肝功能检查大多正常,偶见谷氨转氨酶、碱性磷酸酶水平轻度升高,少数患者胆红素水平可增高。大便检查可查到阿米巴滋养体或包囊。近年来,临床开展了血清阿米巴抗体检测,间接血凝法最为灵敏,阳性率在 90% 以上,在感染后多年仍为阳性,对阿米巴肝脓肿的诊断有一定价值。

(2)影像学检查:腹部超声检查中,疾病早期,脓肿还未形成,病变呈低回声,脓肿形成后,脓肿所在部位可显示不均质的液性暗区,与周围肝脏组织分界清楚;在超声定位下进行肝穿刺吸脓,可吸得果酱色无臭脓液,脓液中查阿米巴滋养体阳性率很低。乙状结肠镜检查可发现结肠黏膜有特征性凹凸不平的坏死性溃疡,或愈合后的瘢痕,自溃疡面刮取材料做镜检,有时能找到阿米巴滋养体。

【治疗】

1. 细菌性肝脓肿

(1)非手术治疗:对于急性期肝局限性炎症,脓肿尚未形成或多发性小脓肿,应行非手术治疗。在治疗原发病灶的同时,使用大剂量有效抗生素,积极改善患者的全身状况,给予充分的营养,纠正贫血、低蛋白血症,维持水、电解质平衡以控制炎症,促使脓肿吸收、自愈。单个较大的脓肿可在超声定位、引导下穿刺吸脓,尽可能吸尽脓液,冲洗后留置引流管。

(2)手术治疗

1)脓肿切开引流术:对于估计有穿破可能的较大脓肿,或已穿破并引起腹膜炎、脓胸,以及胆源性肝脓肿、慢性肝脓肿,应在用抗生素治疗的同时,积极进行脓肿切开引流术。

2)肝切除术:对于慢性厚壁肝脓肿和肝脓肿切开引流后脓肿壁不塌陷、留有无效腔或窦道长期流脓不愈,以及肝内胆管结石合并左外叶多发性肝脓肿,且该肝叶已被严重破坏、失去正常功能者,可行肝叶切除术。

2. 阿米巴肝脓肿

(1)非手术治疗:首先应考虑非手术治疗,以抗阿米巴药物治疗和反复穿刺吸脓以及支持疗法为主。抗阿米巴药物首选甲硝唑,每天 3 次,0.4 ~ 0.8 g,口服,10 d 为 1 疗程。不良反应主要为恶心、呕吐、上腹不适等。对于脓肿较大或病情较重者,应在抗阿米巴药物治疗同时行肝脏穿刺吸脓。

(2)手术治疗:常用方法有 3 种。

1)闭式引流术:对于病情较重、脓腔较大、积脓较多者,或多次穿刺吸脓而脓液不减少者,可在抗阿米巴药物治疗的同时进行闭式引流术。

2)切开引流术:阿米巴肝脓肿切开引流会引起继发细菌感染,增加病死率。但以下情况下,仍需行切开引流术:①经抗阿米巴药物治疗及穿刺吸脓后仍高热不退;②脓肿伴有继发细菌感染,经综合治疗无法控制;③脓肿被穿破入胸腔或腹腔,并发脓胸及腹膜炎;④左外叶肝脓肿,穿刺容易损伤腹腔脏器或污染腹腔;⑤脓肿位置较深,不易穿刺吸脓。

3)肝叶切除术:对慢性厚壁脓肿,切开引流腔壁不易塌陷,而药物治疗效果不佳者;或脓肿切开引流后形成难以治愈的残留无效腔或窦道者,可行肝叶切除术。

【护理措施】

(一)非手术治疗的护理

1.控制感染 细菌性肝脓肿应早期、足量、足疗程使用抗生素,根据细菌培养结果选用抗生素,病原菌不确定时首选广谱抗生素。阿米巴肝脓肿并发细菌感染时仍需及时使用抗生素。因此按时按量使用抗生素在肝脓肿护理中尤为重要。

2.高热护理 各种类型肝脓肿均有高热症状,应24 h监测体温变化、保证入量,物理降温与药物降温联合使用,并做好基础护理,保持舒适度。

3.病情观察

(1)生命体征:根据脉搏、呼吸、血压、尿量及脉压的变化判断是否出现早期休克。

(2)腹部体征:肝脓肿患者均有肝区的持续钝痛和叩击痛。密切观察腹部体征,根据其变化情况判断脓肿的部位及发展。①脓肿移行至肝脏表面,相应体表部位可出现皮肤红肿,且有凹陷性水肿;②脓肿位于右肝下部时,右季肋部或右上腹可见局限性隆起;③左肝脓肿体征局限在剑突下;④脓肿位于右膈顶部,可有右肩胛部或右腰背放射痛。

(3)并发症:肝脓肿一旦发生并发症,病死率成倍增加,需严密观察病情变化,警惕并发症的发生。常见并发症如下。

1)阿米巴肝脓肿继发细菌感染:继发细菌感染后即形成混合性肝脓肿,症状加重,毒血症症状明显,体温可高达40 ℃以上,呈弛张热,血液中白细胞计数及中性粒细胞比例显著增高。吸出脓液为黄色或黄绿色,有臭味,镜检有大量脓细胞。

2)脓肿破溃:肝脓肿如未进行及时有效的治疗,脓肿可向各个脏器穿破引起严重的并发症。①右肝脓肿向膈下间隙穿破形成膈下脓肿、穿破膈肌形成脓胸、穿破肺组织至支气管形成支气管胸膜瘘,如脓肿同时穿破胆道,则形成支气管胆瘘;②左肝脓肿穿入心包,发生心包积脓,严重者可引起心包压塞;③脓肿向下穿破入腹腔引起腹膜炎;④脓肿也可穿破入胃、大肠,甚至门静脉、下腔静脉等。若同时穿破门静脉或胆道,大量血液由胆道排入十二指肠,表现为上消化道大出血。

4.营养支持 肝脓肿患者因全身中毒反应及消耗,全身状况较差,且伴有食欲缺乏、恶心、呕吐、贫血和营养不良,故在应用大剂量抗生素控制感染的同时,应给予高糖类、高蛋白、高维生素和低脂肪饮食;积极补液,纠正水电解质紊乱;有严重贫血或水肿者,需多次输入小剂量新鲜血液和血浆,以纠正低蛋白血症,改善肝功能和增强机体抵抗力。

5. 血糖管理　糖尿病患者因免疫力和抵抗力下降,产生并发症的可能性较大,因此糖尿病患者应密切关注血糖值。控制空腹血糖值在9.0 mmol/L 以下,餐后 2 h 血糖值在 11.0 mmol/L 以下,以促进脓腔愈合,减少其他区域可能出现的继发感染。

6. 疼痛管理　肝脓肿患者均有肝区的持续钝痛和叩击痛,患者疼痛剧烈时可适当给予镇痛措施。

7. 引流管护理　较大脓肿可在超声定位引导下穿刺吸脓,并留置脓肿引流管。妥善固定引流管,准确记录引流管长度、引流量及性状。引流液通常为脓性浑浊液体,易堵塞管道,应每小时挤压引流管保持通畅。依照严格无菌技术方法更换引流装置。

8. 服药护理　阿米巴肝脓肿需服用抗阿米巴药物进行治疗,要准确掌握抗阿米巴药物使用方法,观察不良反应(见阿米巴肝脓肿非手术治疗部分)。

9. 心理护理　肝脓肿患者受腹痛、高热等因素折磨,情绪差,易出现焦虑、恐惧等心理,需加强与患者的交流,做好此疾病的健康教育,使患者能够正确面对疾病的发展过程以及了解各种检查和治疗。鼓励患者表达疑问、顾虑及感受,并及时加以疏导。

10. 术前准备　完善术前各项常规检查,随时做好手术准备。

(二)手术治疗的护理

1. 病情观察　给予持续心电血氧监护及低流量吸氧,监测心率、呼吸、血压及体温。密切观察腹部体征变化及意识精神状况。

2. 疼痛管理　围术期采用多模式镇痛方案。选择适宜的疼痛评估工具对患者进行及时、动态、全面、个性化评估,建议使用 NSAID 作为基础镇痛药。

3. 引流管护理　做好管道标识,观察并记录各引流液颜色、性状及量,保持引流管有效引流。妥善固定各引流管,做好各引流管的二次固定。按无菌操作原则更换引流装置,每周 2 次。做好引流管护理健康宣教工作。

4. 营养支持 推荐术后早期经口进食,麻醉清醒后可少量饮水,若无恶心、呕吐及呛咳等不适,则于术后 2～4 h 可饮用 200～400 mL 含糖类饮品。术后 6～8 h 进流质饮食,逐渐由半流质、软食过渡到正常饮食。可通过咀嚼口香糖促进肠蠕动,并缓解术后口干、口苦等不适。

5. 血糖监测 糖尿病患者应遵医嘱定时监测血糖,医护人员指导其进食糖尿病高营养饮食。

6. 呼吸道管理 协助翻身、拍背,予以雾化吸入及振动排痰,每天 2 次,督促使用呼吸训练器,指导有效咳嗽、排出深部痰液及保护腹部切口的咳嗽方法,预防肺部感染。

7. 深静脉血栓管理 患者术前因高热、食欲下降等因素而活动减少、较长时间卧床休息,易发生深静脉血栓。术后协助患者穿弹力袜>12 h/d,予以气压治疗,指导双下肢背伸及踝泵运动,鼓励其尽早下床活动。必要时遵医嘱使用药物预防。

8. 皮肤管理 患者高热后常伴有大汗,应做好皮肤护理,及时更换病员服,保持床单清洁干燥。要行压力性损伤风险评估,行预防压力性损伤常规护理。对高危者,制订翻身计划;对消瘦者,予以泡沫贴保护骨突处。

第二节 肝囊肿

单纯性肝囊肿是内含浆液、不与肝内胆管树相通的囊性病变,是常见的肝良性病变之一,可为单发,也可为多发,临床以潴留性肝囊肿和先天性肝囊肿为多见。

【病因】

外伤、炎症,甚至肿瘤均可以引起肝囊肿。先天性肝囊肿的发病主要与肝内胆管和淋巴管胚胎时期发育障碍、胎儿期患胆管炎、肝内小胆管闭塞、近端呈囊性扩大及肝内胆管变性、局部增生阻塞有关,常为多发性。

【临床表现】

本病大多数无症状,仅在 B 超或 CT 检查时偶然发现,少数较大的肝囊肿可表现为右上腹痛或不适。多囊肝囊肿大小不一，最大容量可达1 000 mL，小者如芝麻、绿豆大小，囊肿散布全肝或某一肝叶，以右叶多见。小囊肿周围为正常肝组织，大囊肿可造成邻近肝组织萎缩，巨大肝囊肿甚至可使整个肝叶萎缩，而余肝呈代偿性增大。仅有大的肝囊肿时，能在查体时触到有囊性感的球形肿块，如囊肿张力过大，可被误认为实体瘤。

【辅助检查】

实验室检查一般状况良好，肝功能检查正常，若肝功能异常，应考虑同时合并其他肝病的可能。B超是首选的检查方法，典型者表现为圆形或卵圆形的液性暗区，边界光滑清晰，后壁肝组织回声增强。除超声检查外，一般无须再做其他影像学检查。CT检查可明确肝内囊肿的数目。

【鉴别诊断】

（1）单纯性肝囊肿容易与肝脓肿、坏死性肿瘤、血管瘤及血肿等相鉴别，这些病变的临床背景各异，超声和CT检查均无典型的肝囊肿影像学特征。

（2）肝囊肿与肝棘球蚴囊肿在以下情况下鉴别困难：①肝棘球蚴囊肿发生于非流行区；②肝棘球蚴囊肿无钙化、分隔及囊壁分裂征；③肝棘球蚴囊肿内的分隔酷似靠拢的2个或数个单纯性肝囊肿；④肝棘球蚴囊肿患者的血清学试验阴性；⑤单纯性肝囊肿内有血凝块，类似肝棘球蚴囊肿的囊壁分裂征或寄生虫囊泡。两者鉴别困难时，穿刺抽液光镜检查有助于确诊。

（3）多发的单纯性肝囊肿必须与成人多囊肾病的肝囊肿相鉴别。成人多囊肾病为常染色体显性遗传病，患者的父母一方或同胞兄妹中常患有本病。而单纯性肝囊肿为非遗传性畸形，患者的父母和兄妹不受其影响。成人多囊肾病的肝囊肿一定合并多发性肾囊肿，而多发的单纯性肝囊肿一般无肾囊肿存在。

【并发症】

单纯性肝囊肿的并发症较少见，主要为囊内出血，临床表现为急剧的腹痛和囊肿迅速增大，仅少数患者腹痛轻微或不伴有腹痛。超声检查常在囊肿的最低位见到可移动并有异常回声的血凝块。其他并发症：囊肿破裂、细菌感染、下腔静脉受压、囊肿十二指肠瘘、囊肿肝内胆管瘘、囊肿压迫胆总管分叉部引起阻塞性黄疸、压迫门静脉引起门静脉高压、囊肿扭转及癌变等。

【治疗】

1.单发性肝囊肿

(1)非手术治疗:在囊腔内注入硬化剂,破坏囊壁内衬的上皮组织,无水乙醇是最常用的硬化剂,并发症有以下几种。①注射过程中乙醇外渗引起剧烈腹痛;②乙醇弥散后可产生一过性神经精神障碍;③治疗后囊肿的炎症性改变增加了手术切除难度。硬化疗法的禁忌证是囊腔内含有胆汁或血性液体。

(2)手术治疗:开窗术,切除突向肝外的囊壁,建立囊肿与腹腔间的大通道,便于囊内上皮组织分泌的液体经由腹膜重吸收,此法尤适用于外向型生长的巨大囊肿。如囊腔巨大,开窗后囊壁上皮分泌的液体超过腹膜重吸收的量,可出现短暂的腹腔积液。囊肿开窗可经开腹手术或在腹腔镜下完成,目前多选用后者。

2.多发性肝囊肿 多发性肝囊肿患者通常有数个较大的囊肿与数目较多的小囊肿并存,症状与大的囊肿有关。治疗一般仅处理与症状有关的几个较大囊肿而不需处理位于肝实质内的小囊肿。

多发性肝囊肿直径均<5 cm,这类患者的治疗十分困难。有时广泛性开窗或加用部分肝切除术有一定疗效。先行肝表面的囊肿开窗,再逐步过渡到深层囊肿,尽可能行多个囊肿开窗术。术后常因严重腹腔积液导致切口延迟愈合或反复感染。

二、护理措施

(一)术前护理

(1)心理护理:向患者详细讲解各项检查的目的和手术及麻醉的方式,介绍疾病的发展和预后,以缓解患者的焦虑、恐惧情绪。

(2)饮食指导:指导患者进食低脂饮食。术前6 h禁固体食物,术前2 h禁饮,术前2~4 h口服含糖类饮品200 mL。

(3)呼吸道准备:要求吸烟者戒烟,指导扩胸运动、腹式缩唇呼吸、有效咳嗽排出深部痰液、术后保护腹部切口的咳嗽方法等。

（4）疼痛管理：遵医嘱术前晚予以 NSAID 口服,行超前镇痛。

（5）积极完善术前常规检查。

（二）术后护理

1. 全麻术后常规护理　安置心电监护仪,持续低流量吸氧,监测生命体征,向家属讲解术后注意事项。

2. 病情观察　密切观察生命体征及腹部体征变化,注意观察出血等并发症的发生。

3. 切口护理　观察切口有无渗血、渗液,根据切口情况更换切口敷料。

4. 管道管理　术后一般无引流管,若安置有腹腔引流管,如无大量腹腔积液应尽早拔出。

5. 疼痛管理　使用视觉模拟量表进行疼痛评估,按照多模式镇痛原则进行疼痛管理。

6. 饮食管理　全麻清醒后患者可少量多次饮水,要观察饮水后反应,如无恶心、呕吐、呛咳等不适,术后 2 h 可口服含糖饮品 200 mL,术后 1 d 进食半流质低脂饮食,避免产气食物,如牛奶、豆浆及甜食。

7. 出院指导　指导饮食,少食多餐;忌刺激性食物;忌烟酒。根据体力适当活动,注意休息及睡眠。术后 1 个月复查肝功能、血常规等。

第三节　肝破裂

肝破裂在战时多为火器伤,在平时以工业或交通事故造成的钝性伤多见,肝癌破裂出血在东方国家发病率高达 12% ~ 14%。肝破裂易致失血性休克和胆汁性腹膜炎,死亡率和并发症发生率都较高。

【分类及分级】

1. 分类　根据肝破裂时腹壁的完整性,肝破裂可分为开放性和闭合性两大类。

2. 分级　肝破裂的分级方法目前尚无统一标准。美国创伤外科协会提出 6 级分级法(表 3-1)。

表 3-1 肝破裂伤分级

分级	类型	伤情
I	血肿	包膜下,表面积<10%
	裂伤	包膜破裂,实质裂伤深度<1 cm
II	血肿	包膜下,表面积在 10%～50%,肝实质内直径<10 cm
	裂伤	包膜破裂,实质裂伤深度在 1～3 cm、长度<10 cm
III	血肿裂伤	包膜下或实质内破裂,表面积>50%;实质内血肿>10 cm;血肿持续扩大,深度>3 cm
IV	裂伤	肝实质破裂达到 1 个肝叶的 25%～75%
V	裂伤、血管伤	肝实质破裂大于 1 个肝叶的 75%,近肝静脉损伤
VI	血管伤	肝撕脱

【临床表现】

由于致伤原因的不同,肝破裂的临床表现也不一致。

(1)开放性损伤,有明显的外伤史。

(2)疼痛:小血肿,主要表现为肝区钝痛。

(3)失血性休克:大出血时,可出现休克体征,如烦躁不安、神志淡漠、面色苍白、血压下降、脉搏细速、尿量减少等。

(4)腹膜炎刺激征:肝癌破裂出血时可突发剧烈上腹部疼痛、压痛、反跳痛及肌紧张等。

(5)腹腔积血:腹胀,诊断性腹腔穿刺抽出不凝血。

(6)若血肿继发感染,可出现寒战、高热、肝区疼痛等肝脓肿的征象。

【辅助检查】

1.实验室检查 轻度肝破裂早期无明显变化,由于失血迅速,血液浓缩,许多患者并不出现血红蛋白的变化,但白细胞>$1.5×10^9$/L。

2.影像学检查

(1)CT:对腹部钝性损伤的诊断有很高的准确性,可以确定肝是否有破裂、破裂的类型以及程度。

（2）B超：是一种简便、迅速、无创、经济的辅助检查手段，可行床旁检查，能提示损伤部位、血肿大小及腹腔积液的多少。

【治疗】

肝火器伤和累及空腔脏器的非火器伤都应采用手术治疗。其他的刺伤和钝性伤则主要根据患者全身情况决定治疗方案。

1.非手术治疗　应具备条件：①神志清楚；②血流动力学稳定；③无腹膜炎体征；④辅助检查确定肝损伤程度为Ⅰ～Ⅲ级，或Ⅳ级和Ⅴ级的严重肝损伤经重复CT检查确认创伤已稳定或好转，腹腔积血量未增加；⑤未发现其他内脏合并伤。若生命体征变化或腹腔内活动性出血每小时>200 mL应立即转为手术治疗。

2.经导管动脉栓塞术　经导管动脉栓塞术（transcatheter arterial embolization，TAE）是快速发展并广泛用于急性出血控制的一种技术。对于生命体征不平稳、出血量大的患者，诊断明确后均可考虑行急诊TAE治疗，止血成功率达53%～100%。

3.手术治疗　手术治疗方式一般有：①缝合；②纱布填塞；③肝动脉结扎术；④肝切除术。

【术后并发症】

1.感染　感染最为常见，占并发症的半数以上。

2.再次出血　再次出血常常与止血不充分或凝血功能障碍有关。

3.假性动脉瘤和动静脉瘘　假性动脉瘤和动静脉瘘常继发于贯通伤。

4.胆道出血　胆道出血常出现于损伤后数天或数周后。

5.肝实质坏死　肝实质坏死是严重肝损伤术后最常见的并发症。

6.胆漏　在严重的肝损伤后胆漏是常见的，但预后较好。

【护理措施】

肝破裂患者需紧急止血、抗休克治疗及监护生命体征。

（一）急救护理

1.病情动态观察　肝破裂发病急、进展快、病情危重，需进行动态观察,观察内容主要包括:①监测各项生命指征变化,如呼吸频率和特点、脉率、心率、血压、末梢循环、口唇颜面颜色、神经系统症状。保持呼吸道通畅,同时给予吸氧,改善缺氧状态。②周围循环衰竭的表现,血红蛋白、红细胞计数和尿量。③腹部症状及体征,注意腹痛的部位、范围、性质和程度。④准确记录出入量。

2. 恢复有效循环　迅速建立2~3组有效静脉输入通道,必要时行中心静脉置管,测定中心静脉压。要立即采血、配血,做好输血前准备及进行必要的血液检查。先输入平衡液、右旋糖酐或其他血浆代用品以尽快恢复有效循环,再及早输入新鲜血液(库存血液因含氨量高,易诱发肝性脑病,故尽量避免使用)。避免输液、输血过多、过快而引起肺水肿及心力衰竭。

3. 止血治疗　常规使用垂体后叶激素、巴曲亭、氨甲环酸等止血药物。

4. 伤口处理　合并开放性腹部损伤患者伴有脏器或组织自伤口突出时,切勿强行回纳,可用无菌敷料覆盖保护。

5. 心理护理　一方面要有序地进行抢救;另一方面要关注患者和家属的焦虑情绪,有针对性地做好心理护理工作。用自信的语言向患者讲解病情,以消除其紧张、恐惧的情绪,帮助增加安全感,树立战胜疾病的信心。

(二)术前护理

1. 心理护理　因病情发生突然,患者容易出现焦虑、恐惧、紧张等心理问题。需要在术前为患者介绍疾病发展和预后,治疗过程及各种检查,治疗和手术的必要性、效果等相关知识。要多沟通,取得患者及家属的信任,增加其治疗的信心。

2. 病情观察　持续进行心电、血压和血氧监测,注意血压、脉搏、血氧饱和度、四肢末梢循环、神志的变化。监测腹围和体重,必要时监测中心静脉压,记录24 h出入量。维持体液电解质平衡,动态关注实验室检查结果,注意维持体液电解质平衡和控制补液速度及量,避免过多扩容。

3. 疼痛管理　病情观察期间慎用镇痛药;已决定手术者,可适当使用镇痛药,以减轻痛苦。

4. 饮食管理　保守治疗者,可少量进食清淡、易消化流质食物。

5. 体位管理　情况良好或病情允许者,宜取半卧位;有大出血休克体征者,宜取中凹卧位。

6. 抗感染治疗　遵医嘱按时、准确使用抗生素。

7. 术前准备　积极行各项术前常规准备。

(三) 术后护理

1. 全麻术后常规护理　了解麻醉及手术方式,安置心电监护仪,给予持续低流量吸氧,床头抬高30°并协助取侧卧位休息,用床档保护预防跌倒/坠床,讲解术后注意事项。

2. 病情观察　密切观察生命体征及腹部体征变化,注意有无出血、感染、胆漏及静脉血栓等并发症的发生。

3. 切口管理　观察切口有无渗血、渗液,根据切口情况更换切口敷料。

4. 管道管理　肝破裂的手术治疗多为急诊手术,若术前禁食禁饮时间不够者,安置有胃管,如无胃肠道合并损伤,术后应尽早拔除。导尿管于术后第1天拔除。若胆道损伤者安置有T形引流管或胆道引流管,各种管道应做好相应标识,并记录管道外露长度,观察并记录各引流液颜色、性状及量,保持引流管有效引流。做好非计划性拔管风险的动态评估,意识不清者可酌情给予保护性约束。

5. 呼吸道管理　对于术前未进行呼吸道管理者,术后应尽早指导行呼吸功能锻炼,协助翻身、拍背,鼓励咳痰、深呼吸,予以雾化吸入及振动排痰,每天2次,督促使用呼吸训练器,预防肺部感染。

6. 深静脉血栓管理　协助患者穿弹力袜,指导患者进行双下肢背伸及踝泵运动,行气压治疗,指导尽早下床活动。

7. 疼痛管理　按照多模式镇痛原则进行常规术后疼痛管理。

8. 营养管理　推荐术后早期经口进食。进食原则:从流质饮食逐渐过渡至普食;保证热量充足;禁止暴饮暴食。应进食高蛋白、高维生素、易消化食物。

9. 体温管理　肝破裂术后极易发生感染,应24 h监测体温变化,保证入水量,物理降温与药物降温联合使用,并做好基础护理,保证舒适度。

10. 出院指导　指导饮食,进食营养丰富、容易消化、高蛋白、高维生素、高热量的食物。忌烟酒、刺激性食物。根据体力情况适当活动,注意休息和睡眠,要劳逸结合,避免疲劳。定期门诊随访。

第四节　胆石症

胆石症指发生在胆囊和胆管内的结石,是胆囊结石和肝内、外胆管结石的总称,是胆道系统的常见病和多发病。肝内胆管结石和胆囊结石是原发病,肝外胆管结石则可原发于胆管系统和继发于胆囊结石。随着我国人民生活水平的提高,饮食习惯的改变及卫生条件的改善,胆囊结石的发病率有上升趋势。

一、胆石的成因与分类

(一)成因

胆石的成因十分复杂,其是多因素综合作用的结果。

1.胆道感染　胆汁淤滞、细菌或寄生虫入侵等引起胆道感染,细菌产生的 β-葡糖醛酸糖苷酶和脂酶能水解胆汁中的脂质,使可溶性的结合胆红素水解为非结合胆红素,后者与钙盐结合,成为胆色素钙结石的起源。

2.胆道异物　蛔虫、华支睾吸虫等的虫卵或成虫的尸体可成为结石形成的核心,促使结石形成;胆道手术后的缝线线结,或 Oddi 括约肌功能紊乱时食物残渣随着肠内容物反流入胆道,也是结石形成的核心。

3.胆道梗阻　胆道梗阻引起胆汁滞留,滞留胆汁中的胆色素在细菌作用下可分解为非结合胆红素,形成胆色素钙结石。

4.代谢因素　胆汁中胆固醇浓度明显增高,胆盐和卵磷脂浓度相对减少,不足以转运胆汁中的胆固醇,使胆汁中的胆固醇呈过饱和状态并析出、沉淀、结晶,从而形成结石。

5.胆囊功能异常　胆囊收缩功能减退,胆囊内胆汁淤滞也有利于结石形成。胃大部或全胃切除术后、迷走神经干切断术后、长期禁食或完全肠外营养治疗者,可因胆囊收缩减少,胆汁排空延迟而使结石发生风险增加。

6.其他　雌、雄激素可促进胆汁中胆固醇过饱和,与胆固醇结石形成有关,遗传因素也与结石形成有关。

(二)胆石的分类

根据胆石所在的解剖部位或所含的化学成分,分为以下 3 类。

1. 胆固醇结石　胆固醇结石以胆固醇结晶为主要成分,是类脂代谢比例失调所致。在正常胆汁中,胆固醇之所以能保持溶解状态,是因为胆汁中有足够量的胆盐和卵磷脂存在,只要胆汁中胆固醇、胆盐和卵磷脂3种成分浓度的比例在正常范围内,胆固醇就能保持溶解状态。若因某种原因肝内胆固醇合成亢进使胆固醇增多,胆汁中胆盐及卵磷脂分泌降低,三者的比例超出正常范围,胆固醇浓度相对增高,胆固醇便从胆汁中析出而形成胆固醇结石。代谢异常,如妊娠晚期、分娩后、患糖尿病时,胆固醇在血液和胆汁中的浓度皆偏高,易于形成结石。肠切除者也易患结石,因回肠内可发生初级胆酸转化为次级胆酸,而次级胆酸吸收后在肝内结合为胆盐。因此,回肠功能、肝功能差者均会因胆盐分泌降低而易于形成结石。高热量、高脂肪、高胆固醇饮食后,胆汁中脂质分泌增加,胆固醇含量异常增高,胆汁中的胆固醇呈过饱和状态,与结石形成密切相关。

80%的胆固醇结石位于胆囊内,单发或多发,较大,直径为0.5~5.0 cm。胆固醇结石外观呈白黄色、灰黄色或黄色,形状和大小不一,多面体、圆形或椭圆形;质较软,表面多光滑,剖面有呈放射状排列的条纹,可见白色闪光的胆固醇结晶;X射线检查多不显影。

2. 胆色素结石　70%以上的胆色素结石发生在肝内外各级胆管,以胆色素为主要成分,分为胆色素钙结石和黑色素结石两类,一般为多发。病因主要是胆汁滞留,细菌或胆道蛔虫、华支睾吸虫入侵,继发胆道感染。胆道感染时,胆汁内大肠杆菌产生 β-葡糖醛酸糖苷酶,水解可溶性的结合胆红素,使之成为非结合胆红素,与钙等金属离子结合后沉淀为胆红素钙颗粒,在黏液的凝聚作用下形成以胆色素为主的结石或泥砂样胆色素结石。患有慢性溶血性疾病,如镰状细胞性贫血的患者,胆汁中非结合胆红素成分增高而析出。肝硬化患者的胆盐分泌减少,胆盐对非结合胆红素的助溶作用降低,非结合胆红素易于沉淀形成结石。

胆色素钙结石中含有胆汁酸、细菌、糖蛋白等成分,有棕褐色和黑色2种。数目多而体积较小,直径很少超过1 cm,大小不一,形状不规则,可呈长条状、粒状、铸管形,质松易碎,呈泥砂样,故又称泥砂样结石,多发生在胆总管或肝内胆管。黑色素结石不含细菌,质硬,由不溶性黑色胆色素多聚体、各种钙盐和糖蛋白组成,几乎都发生在胆囊内。棕色结石硬度较差,质软易脆,切面呈棕色和黄色分层,来自细菌感染的胆汁,含非晶体胆红素钙和脂肪的钙盐。结石的发生与饮食结构、卫生习惯、胆道感染、胆道蛔虫有密切关系。

3. 混合性结石 混合性结石最常见,由胆固醇、胆红素钙和碳酸钙以不同比例混合组成。结石数目很多,数十个,甚至有千颗细小结石。结石呈多面形,表面光滑,呈镶嵌状排列,切面呈同心圆或环层状,胆固醇显淡黄色,胆红素显棕黑色,碳酸钙显灰白色。各种结石因其成分比例不同而色调不一。混合性结石几乎都伴有慢性胆囊炎。

二、胆囊结石

胆囊结石指发生在胆囊内的结石,以胆固醇结石和以胆固醇为主的混合性结石多见,为常见病和多发病。西方发达国家发病率较高,我国西北地区比沿海地区高,主要见于成年人,发病率在50岁后随年龄增长而增长,女性高于男性。

胆囊结石常引起胆囊炎。若胆囊颈或胆囊管因结石发生嵌顿,可引起胆汁潴留,或因炎症伴上皮分泌黏液引起胆囊黏液囊肿。严重时,可因结石压迫胆囊或胆管壁引起局部循环障碍,发生组织坏死、出血,并继发细菌感染,甚至穿孔和合并胆汁性腹膜炎。

如结石发生在肝外胆管,称肝外胆管结石,根据发生部位,又分为肝管结石、十二指肠段胆总管结石、胆总管括约肌外结石、壶腹部结石、十二指肠乳头部结石。其后果主要是胆管阻塞和继发炎症。

【病因】

胆囊结石发病原因十分复杂,其多为综合因素共同作用结果。我国胆囊结石主要危险因素包括油腻饮食、肥胖、脂肪肝、糖尿病、高血压、高血脂、缺乏运动、不吃早餐和胆囊结石家族史等。

1. 患者因素 50岁以上人群中发病率增高。女性体内的17β-雌二醇与核雌激素受体相结合,会导致胆固醇过多分泌进入胆汁,造成女性胆结石发生率高于男性;欧美国家发病率高于亚洲,我国也存在南北方、沿海与内陆、城市与农村之间的差异。

2. 饮食习惯 高热量、高胆固醇、高脂肪或高糖类饮食及不吃早餐、不定时吃饭均可增加胆囊结石的发生率。

3. 代谢综合征 体重指数的增加与肥胖会造成胆囊收缩后胆囊体积增加、胆囊收缩能力降低和对胆囊收缩素(cholecystokinin,CCK)的敏感性下降,这均与结石形成有关。血糖升高会使支配胆囊收缩运动的迷走神经末梢发生病变,从而导致胆囊排空障碍,可能使胆囊结石的发病率增加。此外,胰岛素抵抗和高胰岛素血症也可诱发胆囊结石。

4.基因与遗传　CCK-4 受体改变可能是胆石症胆囊收缩功能障碍的重要致病环节。此外,人体内的 ABCG5 和 ABCG8 是一对类固醇转运蛋白,属于三磷酸腺苷(adenosinetriphosphate,ATP)结合基因家族,两者基因表达受到转录因子肝 X 受体 α 调节,胆固醇的氧化产物氧化胆固醇能刺激转录因子肝 X 受体 α 表达,增加 ABCG5 和 ABCG8 表达和增加胆汁胆固醇浓度,从而促进结石的生成。

【病理生理】

饱餐、进食油腻食物后胆囊收缩,或睡眠时体位改变致结石移位并嵌顿于胆囊颈部,导致胆汁排出受阻,胆囊强烈收缩引发胆绞痛。结石长时间持续嵌顿和压迫胆囊颈部,或排入并嵌顿于胆总管,临床可出现胆囊炎、胆管炎或梗阻性黄疸。小结石可经胆囊管排入胆总管,通过胆总管下端时可损伤 Oddi 括约肌或嵌顿于壶腹部引起胆源性胰腺炎。结石压迫引起的胆囊慢性炎症导致穿孔,可造成胆囊十二指肠瘘或胆囊结肠瘘,大的结石通过瘘管进入肠道偶尔可引起肠梗阻,称为胆石性肠梗阻。此外,结石及炎症的长期刺激可诱发胆囊癌。

【临床表现】

胆囊结石形成后尚未阻塞胆道时,大多数患者可无临床症状,一般在健康体检、手术时偶然发现,称为无症状胆囊结石或静止性胆囊结石。临床上主要表现为胆绞痛,仅少部分人出现典型腹痛。

1.症状

(1)胆绞痛:典型发作表现是在饱餐、进食油腻食物后胆囊收缩,或睡眠中体位改变时,由于结石移位并嵌顿在胆囊颈部或壶腹部,导致胆囊排空受阻使得其强力收缩致胆囊内压力升高而发生绞痛,重者大汗淋漓、辗转不安,持续十几分钟至数小时后自然缓解或用解痉药后缓解。疼痛位于右上腹或上腹部,可向右肩胛部和背部放射,呈阵发性或者持续疼痛伴阵发性加剧,可伴恶心、呕吐,多数患者以上症状可反复出现。

（2）上腹隐痛：多数患者是在进食过多或油腻食物，工作强度大或休息欠佳时感到右上腹或上腹部隐痛，或有消化不良、饱胀不适、呃逆、嗳气等，常常被诊断为慢性胃病。少数患者仅有右肩及背部酸痛，易被误诊为关节肌肉疾病。

（3）胆囊积液：胆囊积液是胆囊结石长期嵌顿或阻塞胆囊管口但未合并继发感染或胆绞痛的结果。为了保持胆囊内压力平衡，胆囊黏膜会吸收胆汁中的胆色素并分泌透明无色的黏液性物质，称之为胆囊积液，又称"白胆汁"。

2. 常见体征

（1）腹部体征：单纯性胆囊结石无特殊体征，仅有上腹部胆囊区域压痛，有时右上腹可触及增大的胆囊，合并胆囊炎时右上腹可有明显压痛、反跳痛或肌紧张，Murphy 征阳性。

（2）黄疸：常见于胆囊炎症反复发作合并 Mirizzi 综合征的患者。

【辅助检查】

腹部行 B 超检查可发现结石并明确其部位和大小，还能提供胆囊的大小、胆总管的粗细、胰腺的状况等资料，B 超检查可作为胆囊结石的首选检查手段，确诊率接近 100%。CT 检查能显示胆囊壁厚度，但不能显示 X 射线检查阴性的结石；MRI 检查在评估胆囊壁纤维化、缺血及周围组织水肿和脂肪堆积情况方面更具优势，主要用于鉴别急性和慢性胆囊炎。此外，MRCP 检查可发现腹部 B 超和 CT 检查不易检查出的胆囊和胆总管的小结石，但 CT、MRI 和 MRCP 检查不作为常规检查手段。

【治疗】

胆囊结石对患者的危害主要表现在 2 个方面：一是引起各种梗阻性并发症，轻者带来痛苦，重者危及生命；二是诱发胆囊癌。将含有结石的胆囊切除后，可彻底消除这两方面的危害。因此，胆囊切除术是有症状和（或）有并发症胆囊结石的最佳治疗方法，无症状的胆囊结石患者可每 6 个月随访观察 1 次，一般不需要进行预防性手术治疗。

1. 手术治疗

（1）适应证：①已有症状的胆囊结石；②伴瓷化胆囊；③伴胆囊息肉样

变;④胆囊壁逐渐增厚,≥4 mm 或胆囊壁局部增厚或不规则疑似胆囊癌; ⑤胆囊结石逐年增多和增大,或胆囊颈部结石嵌顿,合并胆囊功能减退或 障碍。

(2)手术方式:腹腔镜胆囊切除术(laparoscopic cholecystectomy,LC)、迷 你腹腔镜胆囊切除术(microlaparoscopic cholecystectomy,MLC)和开腹胆囊 切除术(openchole-cystectomy,OC)。LC 是指在电视腹腔镜直视下,利用特 殊器械,通过腹壁开 3~4 个 0.5~1.5 cm 小切口,将腹腔镜手术器械插入腹 腔内实施胆囊切除术。由于其不用开腹,创伤小、出血少,术后疼痛轻、恢复 快、住院时间短、腹壁遗留的瘢痕小等优点,已经迅速普及,成为胆囊结石的 首选治疗方法。但在术前确诊或术中发现合并胆囊癌患者,或术中遇到出 血、胆管损伤、患者合并严重感染,治疗胆囊结石合并胆总管结石时解剖位 置模糊等意外情况,建议直接或中转开腹手术,以保证患者安全和手术 质量。

2.非手术治疗 无症状的小结石且胆囊功能正常的患者可考虑口服胆 汁酸制剂行溶石治疗,常用药物有熊去氧胆酸。对于不同意手术的患者,也 可行体外冲击波碎石术(extracorporeal shock wave lithotripsy,ESWL)治疗。 上述方法效果不肯定,临床上已很少应用。

【护理措施】

1.术前护理

(1)入院前准备:首诊医师在门诊开具入院证及相应术前检查单,患者 在入院前完善相关术前检查(如血液检查、B 超检查等)后办理入院,日间手 术患者在麻醉门诊进行麻醉风险评估。

(2)术前宣教:采用医护一体化的入院及术前宣教,了解患者心理状态 与需求,告知患者及家属围术期管理方案、住院流程及术后康复配合知识 等,发放健康宣教资料。通过口头、书面和展板等多种形式向患者及家属进 行加速康复外科宣教,从而增加患者及家属相关知识储备,提高其依从 性,减少焦虑、恐惧的情绪,保证睡眠质量。

内容如下:①告知腹腔镜手术技术特点、方式及麻醉方式;②告知治疗 方案、预期目标、术中可能出现中转开腹情况、术后并发症及处理方案和预 后等;③告知加速康复外科围术期管理措施、目的和主要流程,鼓励患者术后早期进食、活动;④告知患者出院标准、随访要点和出院后关注要点等注意事项。

(3)术前护理评估:包括以下内容。①一般情况:年龄、性别、婚姻、职业、饮食习惯、有无吸烟史及妊娠史等。②腹痛发作时的体位、程度、部位、持续时间、性质及有无肩背部放射痛等。③有无肝大、肝区压痛和叩痛等。④是否触及肿大的胆囊,有无腹膜刺激征。⑤有无食欲减退、恶心、呕吐、黄疸、寒战高热等症状。⑥影响疼痛和发作的因素,如发作前有无进食油腻食物、过度劳累、情绪变化等,疼痛是否会随体位改变,随呼吸加重等。⑦询问既往疾病史,有无类似发作,有无发热和黄疸,治疗及检查情况。⑧监测生命体征、神志、皮肤、肢端循环等。⑨注意个体差异,如年龄、性别、肥胖等因素。老年人身体反应不灵敏、伴随其他疾病等,容易发生症状与体征不一致的情况,病情容易被忽略和轻视,疾病也易迅速发展,如胆囊坏疽和穿孔。肥胖是胆石症发病的因素之一,也易伴发严重的并发症,如高血压、冠心病、糖尿病等,术前应做相应的处理和控制工作,减少手术的危险性,提高手术的安全性。

(4)呼吸道准备:术前患者应戒烟,避免感冒,进行呼吸功能锻炼,以减少呼吸道分泌物,利于术后早日康复。

(5)术前营养:低脂清淡饮食,以防诱发急性胆囊炎。术前无须常规禁食禁水,无须肠道准备,术前 2 h 饮用 200 mL 12.5% 的糖类饮品(推荐由营养科配制)。

2. 术后护理

(1)病情观察:给予持续心电监护及低流量吸氧(2~3 L/min),严密监测并记录生命体征、切口有无渗血渗液及腹部体征,了解有无腹痛、腹胀及腹膜刺激征等,低半卧位休息,床档保护,防坠床。

(2)疼痛护理:围术期采用预防性、多模式及个性化结合镇痛策略。目前常用疼痛评分法为 VAS,推荐使用非甾体抗炎药和选择性环氧合酶-2 抑制剂,根据医嘱术前晚给予患者塞来昔布 400 mg,口服,术后给予帕瑞昔布 40 mg,静脉注射镇痛。同时动态观察患者疼痛评分,帮助选择个性化镇痛方案。对有患者自控镇痛(patient controlled analgesia,PCA)者,注意检查管道是否通畅,评价镇痛效果是否满意。

(3)术后营养:推荐术后早期经口进食,麻醉清醒后可少量饮水,若无不适后则于术后 4 h 可饮用 200~400 mL 营养制剂(推荐由营养科配制)。可通过咀嚼口香糖促进肠蠕动,缓解术后口干、口苦等不适。术后6~8 h进流质饮食,并逐渐由半流质、软食等过渡到正常饮食。少量多餐,进食低脂、高维生素、富含膳食纤维的食物,忌辛辣刺激性食物,多食蔬菜和水果。

(4)液体管理:采用个性化目标导向性补液治疗,术后一般输注液体1 000 mL左右。

(5)管道护理:胆囊切除术后一般不安置腹腔引流管,若安置,则应在术后无胆漏、无感染的情况下早期拔除。

(6)早期下床活动:麻醉清醒后,若无头晕、头痛、恶心、呕吐等不适,患者可在家属陪伴下进行床边活动及自行大小便。

(7)并发症的护理

1)出血:可能与术中血管结扎松脱或凝血功能障碍有关。临床表现为心率增快、血压下降;腹部压痛、腹胀、腹围增大;休克。密切观察神志、生命体征、腹部体征和切口渗血情况;有腹腔引流管者,观察引流液的颜色、性状及量。保持补液通道畅通,补充血容量,准确使用止血药。准确记录24 h出入量。如出现面色苍白、冷汗、脉搏细弱、血压下降,腹腔引流管引流出大量血性液等情况,及时报告医师并做好抢救准备。必要时行开腹手术止血。

2)胆瘘:术中胆道损伤、胆囊管残端破漏是胆囊切除术后发生胆瘘的主要原因。临床表现为发热、腹胀、腹痛、腹膜刺激征等,或腹腔引流液呈黄绿色胆汁样,常提示发生胆汁渗漏;严重者可出现心率增快、血压下降、休克。应密切观察腹部体征及引流液情况,一旦发现异常,要及时报告医师并协助处理。

第一,充分引流胆汁,取半卧位,安置腹腔引流管,保持引流通畅,将漏出的胆汁充分引流至体外是治疗胆漏最重要的措施。

第二,准确使用抗生素。

第三,维持水、电解质平衡。长期大量胆漏者应补液并维持水、电解质平衡。

第四,防止胆汁刺激和损伤皮肤,及时更换引流管周围被胆汁浸湿的敷料,给予氧化锌软膏或皮肤保护膜涂敷局部皮肤。

(8)出院标准、健康教育及延续性护理

1)出院标准:患者生活基本自理,能自由下床活动,体温正常,疼痛缓解或口服镇痛药能控制良好,无静脉用药,能正常进食,排气排便通畅,切口愈合良好,可不必等拆线。

2)健康教育:①出院宣教。出院当天责任护士做好详细的出院宣教工作,包括饮食、活动、休息、切口及不适等情况的处理措施。②疾病指导。告知患者胆囊切除后出现消化不良、脂肪性腹泻等情况的原因;出院后如出现腹痛、黄疸、陶土样大便等情况应及时就诊。③复查指导。指导中年以上未行手术治疗的胆囊结石患者定期复查或尽早进行手术治疗,以防结石及炎症的长期刺激诱发胆囊癌。

3)延续性护理:建议术后 7 d、术后 30 d 通过门诊、电话、网络等方式进行定期随访,及时了解患者术后康复情况,修改延续性护理方案,提高患者生活质量。

三、胆管结石

胆管结石包括肝内胆管结石和肝外胆管结石。左右肝管汇合部以下的肝总管结石和胆总管结石统称为肝外胆管结石,汇合部以上的胆管结石称为肝内胆管结石。胆管结石多见于东南亚地区,我国以西南、华南、长江流域和东南沿海地区为代表的部分区域高发。我国肝内外胆管结石患者占各类胆石症患者的比例高达38%。其中部分肝内胆管结石患者手术后结石残留率和复发率高,需反复多次行手术治疗,在病程晚期可继发胆汁性肝硬化、肝实质毁损及肝内胆管癌等,严重影响患者的身体健康和生命质量。

【病因】

1.肝外胆管结石　多为胆固醇类结石或黑色素结石,按照病因分为原发性结石和继发性结石。原发性结石的成因与胆汁淤滞、胆道感染、胆道异物(包括蛔虫残体、虫卵、华支睾吸虫、缝线线结等)、胆管解剖变异等因素有关。继发性结石主要是胆囊结石排入胆总管内引起的,也可由肝内胆管结石排入胆总管引起。

2.肝内胆管结石　都是原发性胆管结石。肝内胆管结石主要为棕色胆色素结石,病因复杂,主要与胆道感染、胆道梗阻(感染所致的胆管狭窄、胆管解剖变异等)、胆道蛔虫、华支睾吸虫(引起感染和梗阻,虫尸又是异物)、胆汁淤滞、营养不良等有关。肝内胆管结石常呈肝段、肝叶分布,由于胆管解剖位置的原因,左侧比右侧多见,左侧最常见的部位为肝左外叶,右侧则为肝右后叶。肝内胆管结石可双侧同时存在,也可多肝段、肝叶分布。

【病理生理】

胆管结石所致的病理生理改变与结石的部位、大小及病史长短有关。

1.肝胆管梗阻　结石可引起胆道不同程度的梗阻,阻塞近端的胆管扩张,胆汁淤滞、结石积聚。长时间的梗阻可导致梗阻以上的肝段或肝叶纤维化和萎缩,最终引起胆汁性肝硬化及门静脉高压。

2.胆管炎　结石导致胆汁引流不畅,容易引起胆管内感染,反复感染可加重胆管的炎性狭窄;急性感染可引起化脓性胆管炎、肝脓肿、胆道出血及全身脓毒症。

3.胆源性胰腺炎　结石通过胆总管下端时可损伤 Oddi 括约肌或嵌顿于壶腹部,可引起胰腺的急性和(或)慢性炎症。

4.肝胆管癌　肝胆管长期受结石、炎症及胆汁中致癌物质的刺激,可发生癌变。

【临床表现】

1.肝外胆管结石　平时无症状或仅有上腹不适,当结石造成胆管梗阻时可出现腹痛或黄疸,如继发感染,可表现为典型的 Charcot 三联征,即腹痛、寒战、高热及黄疸。

(1)腹痛:发生在剑突下或右上腹,呈阵发性绞痛或持续性疼痛阵发性加剧,疼痛可向右肩背部放射,常伴恶心、呕吐,系结石嵌顿于胆总管下端或壶腹部刺激胆总管平滑肌或 Oddi 括约肌痉挛所致。

(2)寒战、高热:胆管梗阻并继发感染后可导致胆管炎,细菌和毒素可逆行经毛细胆管入肝窦至肝静脉,再进入体循环引起全身中毒症状。多发生于剧烈腹痛后,体温可高达 39～40 ℃,呈弛张热。

(3)黄疸:胆管梗阻后胆红素逆流入血所致。黄疸的程度取决于梗阻的程度、部位和是否继发感染。部分梗阻时黄疸较轻,完全梗阻时黄疸较重;合并胆管炎时,胆管黏膜与结石的间隙随炎症的发作及控制发生变化,因而黄疸呈间歇性和波动性。出现黄疸时,可有尿色变黄、大便颜色变浅和皮肤瘙痒等症状,胆管完全梗阻时大便呈陶土样。

2.肝内胆管结石　可多年无症状或仅有上腹部和胸背部胀痛不适。多数患者因体检或其他疾病做影像学检查而偶然发现。

急性发作期常见的临床表现为伴发急性胆管炎引起的腹痛、寒战、高热、黄疸、右上腹和剑突下压痛、肌紧张。梗阻和感染仅发生在某肝段、肝叶胆管时,患者可无黄疸;双侧肝内胆管结石或合并肝外胆管结石时可出现黄疸。白细胞计数增高,血清胆红素、GOT 和 GPT 水平升高。严重者出现休克。体格检查可触及增大的左肝,肝区压痛,肌紧张和叩击痛等。并发胆管炎、肝脓肿、肝硬化、肝胆管癌时则出现相应症状和体征。

间隙期的临床表现:患者可无任何症状或仅有肝区钝痛、"慢性胃病症状"等非特异性的不适感。晚期患者可有肝硬化、门静脉高压的表现。

【辅助检查】

1. 实验室检查　合并胆管炎时,白细胞计数及中性粒细胞比例明显升高;血清总胆红素及结合胆红素水平升高;血清转氨酶、碱性磷酸酶水平升高;尿胆红素水平升高,尿胆原水平降低或消失。糖类抗原(CA19-9)水平明显升高时需进一步检查排除胆管癌的可能。

2. 影像学检查　腹部超声检查可发现结石并明确大小和部位,是首选检查方法。CT、MRI 检查等可显示梗阻部位、程度及结石大小、数量等,并能发现胆管癌。ERCP、PTC 检查为有创检查,可清楚显示结石及部位,但可诱发胆管炎及急性胰腺炎,并导致出血、胆汁渗漏等并发症。

【治疗】

胆管结石以手术治疗为主,治疗原则为尽量取尽结石,解除胆道梗阻,去除感染病灶,通畅引流胆汁,预防结石复发。

1. 肝外胆管结石　以手术治疗为主。

(1)胆总管切开探查、取石和 T 形引流管引流术:该术式可保留正常的 Oddi 括约肌功能,为首选方法。其适用于单纯胆总管结石,胆管上、下端通畅,无狭窄或其他病变者。若伴有胆囊结石和胆囊炎,可同时行胆囊切除术。术中可采用胆道造影、超声或纤维胆道镜检查,防止或减少结石遗留。术中应尽量取尽结石,仔细探查胆总管全程和肝总管及左右肝管。必要时,可在胆总管内留置 T 形引流管,术后 10~14 d 经 T 形引流管行胆道造影或胆道镜检查、取石,确认胆总管和肝内胆管均无结石或胆管狭窄残留即可拔管。对于继发胆管结石的患者,可行胆总管切开探查、取石后,将胆总管一期缝合,不留置 T 形引流管。

(2)胆-肠吻合术:该术式废弃了 Oddi 括约肌的功能,使用次数逐渐减少。其适用于:①胆总管下端炎性狭窄且梗阻无法解除,胆总管扩张;②胆胰汇合部异常,胰液直接流入胆管;③胆管因病变已部分切除无法再吻合。常用吻合方式为胆管-空肠 Roux-en-Y 吻合术;局限于十二指肠乳头瘢痕狭窄,可经十二指肠行括约肌成形术。胆-肠吻合术后,胆囊的功能消失,故应同时切除胆囊。对于嵌顿在胆总管开口不能取出的结石,可在内镜下行 Oddi 括约肌切开,这是一种低位的胆总管-十二指肠吻合术,须严格掌握手术适应证。

(3)经十二指肠内镜取石:对单发或少发(2~3 枚)且直径小于 20 mm 的肝外胆管结石,可采用经十二指肠内镜取石,但需要严格掌握治疗的适应证。合并胆管炎者,可应用抗生素、解痉、利胆、纠正水和电解质紊乱、营养支持、保肝及纠正凝血功能障碍等措施,争取在胆道感染控制后再行择期手术治疗。

2.肝内胆管结石　对于无症状的肝内胆管结石,可不治疗,定期观察、随访即可。临床症状反复发作者应行手术治疗。

(1)胆管切开取石术:是治疗肝内胆管结石最基本的方法,应争取切开狭窄部位,直视下或通过术中胆道镜取出结石,直至取尽。其常用作急性化脓性胆管炎发作时的急救手术。对于难以取尽的局限性结石,需行肝切除。高位胆管切开后,常需同时行胆-肠吻合术。

(2)胆-肠吻合术:多采用肝管-空肠 Roux-en-Y 吻合。Oddi 括约肌有功能时,尽量避免行胆-肠吻合术。

(3)肝部分切除术:治疗肝内胆管结石的积极方法。对于局限于半肝、一叶或一段的肝内胆管结石,估计能将狭窄胆管和结石连同病肝一同切净,达到"去除病灶"的目的。切除病变部分的肝,包括结石和感染的病灶、不能切开的狭窄胆管。肝部分切除去除了结石的再发源地,且可防止病变肝段、肝叶的癌变。

(4)残留结石的处理:肝内胆管结石手术后结石残留较常见,发生率为 20%~40%,后续治疗包括经引流管窦道胆道镜取石,激光、超声、体外冲击波碎石,以及中西医结合治疗等。

【护理措施】

1. 术前护理

(1)病情观察:观察生命体征及神志变化。胆道感染时体温升高,呈弛张热,可高达 39~40 ℃,同时呼吸、脉搏加快。如血压下降、神志改变,说明病情危重,可能有休克发生,应考虑发生急性胆管炎,要及时报告医师,积极处理,做好护理观察记录,准确记录 24 h 出入量。有黄疸者,观察和记录大便颜色并监测血清胆红素变化,及时了解各项辅助检查结果。

(2)腹部症状及体征观察:观察腹痛的部位、性质、持续时间、有无诱发因素、腹部体征的变化情况。

(3)缓解疼痛:对诊断明确且疼痛剧烈者,给予消炎利胆、解痉镇痛药物。禁用吗啡,以免引起 Oddi 括约肌痉挛。

(4)降低体温:根据患者的体温情况,采取物理降温和(或)药物降温,遵医嘱应用抗生素控制感染。

(5)营养支持:因为患者对脂肪消化、吸收能力低,且常有肝功能异常,故应给予低脂、高蛋白、高糖类、高维生素的普通饮食或半流质饮食。对于肝功能较好的患者,可给予富含蛋白质的饮食;对于并发感染、病情较重的患者,或有恶心呕吐的患者,应暂时禁食;对于不能经口进食或进食不足者,给予静脉补液和肠外营养支持。

(6)纠正凝血功能障碍:肝功能受损者肌内注射维生素 K,纠正凝血功能障碍,预防术后出血。

(7)保持皮肤完整性:应指导患者修剪指甲,勿用手搔抓皮肤,以免造成皮肤破溃引起感染;穿宽松纯棉质衣裤;保持皮肤清洁,用温水擦浴,勿使用碱性清洁剂,以免加重皮肤瘙痒。瘙痒剧烈者,遵医嘱使用炉甘石洗剂、抗组胺药物或镇静药物等。

(8)心理护理:胆管结石治疗后易反复发作,要鼓励患者说出自己的想法,消除其焦虑、恐惧的心理,帮助树立恢复健康的信心。护士应加强与患者的沟通交流,根据患者的不同文化程度讲解疾病相关知识、治疗方法、预后及手术的安全性、医护采取的安全措施、术后的注意事项等,让患者对手术有初步认识,给患者以安全感,使其放心接受和配合手术治疗。对于合并感染急性发作的患者,剧烈的疼痛常造成患者的恐惧,护士应该积极关注患者的主诉,认真倾听,用亲切适当的语言安慰、鼓励患者,并采取积极、恰当的镇痛措施。教会患者放松的方法,针对个体情况进行针对性心理护理。

2. 术后护理

(1)病情观察:严密观察生命体征;切口有无渗血、渗液;腹部体征,有无腹痛、腹胀;麻醉清醒后,取低半卧位休息,术前有黄疸者,观察和记录大便颜色并监测血清胆红素水平变化。

(2)疼痛护理:术后行多模式镇痛管理,根据患者的疼痛评分及时给予止痛药物,让患者处于微痛或无痛状态。有 PCA 的患者,注意检查管道是否通畅,评价镇痛效果是否满意。提供安静舒适的环境。

(3)营养支持:禁食期间通过肠外营养途径补充足够的热量、氨基酸、维生素、水、电解质等,维持患者良好的营养状态。术后 1~2 d,根据患者有无腹胀、腹痛及肠道功能恢复情况,指导患者从流质饮食、半流质饮食、软食过渡到低脂饮食。遵循低脂肪、高热量、高维生素、少量多餐的原则。注意在肠道功能未恢复前,避免进食甜食和产气食物,如牛奶、豆浆、糖及含糖量高的水果等;避免进食高胆固醇、辛辣和油炸等刺激性食物。

(4)基础护理:做好口腔护理、尿管护理,定时协助翻身,避免患者受压皮肤受损;给予雾化吸入,振动排痰,呼吸训练,预防肺部感染;指导双下肢屈伸外展运动,协助穿抗血栓弹力袜,行气压治疗,预防下肢深静脉血栓等。

(5)各管道观察及护理:①输液管道保持通畅,留置针妥善固定,注意观察穿刺部位皮肤有无红肿、渗出、疼痛等。②留置胃管必须保持有效引流,妥善固定于鼻翼旁,防止脱出,以减轻腹胀,待胃肠功能恢复后,一般 24~48 h 内予以拔除。③尿管按照尿管护理常规进行护理,妥善固定,记录小便的引流量,一般术后第 1 天可拔除尿管,拔管后注意关注患者自行排尿情况。④保持腹腔引流管引流通畅,定时挤压,防止引流管堵塞、扭曲阻碍引流;妥善固定,患者翻身或搬动时,防止脱出。⑤注意观察引流量,术后腹腔引流管一般无明显液体流出,或有少量淡红色血性液,多为腹腔冲洗液体,一般术后第 1 天不超过 50 mL,术后 24~48 h 后即可拔除。

(6)T 形引流管引流护理

1)T 形引流管引流的目的如下:第一,引流胆汁和减压,防止胆汁排出受阻导致的胆总管压力增高、胆汁外漏引起腹膜炎。第二,引流残余结石,使胆道内残余结石,尤其是泥砂样结石通过 T 形引流管排至体外,也可经 T 形引流管行造影或胆道镜检查、取石。第三,支撑胆道,防止胆总管切开处粘连、瘢痕狭窄等导致管腔变小。

2）妥善固定：术后立即将一次性的无菌引流袋（最好为防反流引流袋）连接于T形引流管，注意严格无菌操作。将引流袋固定于床旁（低于T形引流管引流口平面）将T形引流管妥善固定于腹壁，患者翻身、活动时注意保护引流管，防止牵拉造成管道脱出。

3）保持引流通畅：防止T形引流管折叠、扭曲、受压，严防引流管被拔至体外；经常从上至下挤捏引流管，避免阻塞。根据患者情况每周更换引流袋1～2次。如胆汁引流量突然减少，应注意是否有坏死组织、残余结石阻塞或蛔虫堵塞，是否有管道扭曲、压迫等。T形引流管引流液中有血凝块、絮状物、泥砂样结石时要定时挤捏，防止管道阻塞。必要时用生理盐水低压冲洗或用50 mL注射器负压抽吸，操作时需注意避免诱发胆管出血。

4）加强观察：第一，观察并记录T形引流管24 h引流出胆汁的量、颜色、性状及有无沉淀物。正常成人胆汁为深黄色、澄明的液体，似菜油样，且有一定黏性，每天分泌胆汁量为800～1 200 mL。术后24 h内引流量为300～500 mL，恢复饮食后每天可增至600～700 mL，以后逐渐减少至每天200 mL左右。如胆汁量少，提示肝细胞坏死，胆汁分泌减少；如胆汁过多，提示肝功能差，胆总管下端有梗阻的可能；如有胆道出血，胆汁呈红褐色；如有感染，胆汁呈草绿色、浑浊状；如肝功能下降，胆汁可变得稀薄；如有残余结石，胆汁中有泥砂样沉淀。第二，观察胆汁中有无残留结石、蛔虫尸体，必要时留取胆汁送检或做细菌培养。第三，观察患者皮肤、巩膜有无黄疸，大便的颜色是否正常，患者的食欲情况及有无出血倾向。第四，观察腹部体征，有无腹痛、上腹部压痛、反跳痛、腹肌紧张及发热等腹膜炎的表现。第五，观察引流管周围皮肤，有无胆汁溢出侵蚀皮肤，必要时涂擦氧化锌软膏保护。第六，术后5～7 d内，禁止加压冲洗引流管。第七，如果胆汁引流量过多，患者的食欲不好，可根据患者的情况进行夹管，口服胆汁或口服含胆盐的药物。

5）预防感染：长期带管者，定期更换引流袋，更换时严格无菌操作。平卧时引流管的远端不可高于腋中线，坐位、站立或行走时不可高于引流管口平面，以防胆汁逆流引起感染。引流管口周围皮肤，覆盖无菌纱布，保持局部干燥，防止胆汁浸润皮肤引起炎症反应。

6）健康教育：告知患者T形引流管的重要性；告知患者床上、下床活动时的注意事项；指导患者进食稍咸的食物，以刺激食欲和补充丢失的盐分。

7)夹管护理:若 T 形引流管引流出的胆汁色泽正常,且引流量逐渐减少,可在术后 10~14 d,根据患者的情况,如无腹痛、发热,黄疸消退,大便色泽恢复正常,并经过夹管试验后,进行夹管以促进胆汁流入肠道,帮助食物消化。程序为饭前饭后各夹管 1 h→白天夹管,夜间开放引流管→全天夹管。夹管期间注意观察患者有无腹部胀痛、发热和黄疸等不适,如果患者出现了不适,须暂停夹管,继续引流,如无不适,就按顺序进行夹管试验。

8)拔管护理:经 T 形引流管做胆道造影证实胆道无残留结石、狭窄,下端通畅,造影后开放 T 形引流管,持续引流 24 h 以上,以充分引流出从 T 形引流管注入的造影剂。如胆道通畅,无结石或其他病变,再次夹闭 T 形引流管 24~48 h。若患者无不适,可拔管。年老体弱、低蛋白血症、长期使用激素者,可适当延长 T 形引流管留置时间,待窦道成熟后再拔除,避免胆汁渗漏至腹腔引起胆汁性腹膜炎。拔管后,残留窦道用凡士林纱布填塞,1~2 d 内其可自行闭合。观察切口渗出、腹部体征、体温、皮肤黏膜等情况。若胆道造影发现有结石残留,则需保留 T 形引流管 6 周以上,然后再做取石或其他处理。

9)更换 T 形管引流袋的操作规范:第一,备齐用物,携至患者床旁,利用 PDA 核对患者信息及医嘱。第二,向患者解释清楚操作目的、注意事项。第三,协助患者平卧/半卧,暴露引流管连接部位。第四,评估引流管管口周围切口情况,引流液的量、颜色性状,检查引流管是否通畅。第五,取治疗巾铺于引流管连接部下方。第六,用环钳夹闭引流管远端。第七,戴手套,取下引流管接头,将引流袋置于治疗车下层弯盘内,引流管头端用手套包裹置于垃圾桶内。第八,手消毒,取两根无菌棉签置于消毒液中。第一次消毒管口,由内向外环形消毒,准备纱布,待干;第二次消毒同前,准备引流袋,待干;再次查对,用无菌纱布包裹消毒管口,连接引流袋,并妥善固定引流袋;松开环钳,检查管道是否通畅。第九,贴标签,标明安置日期和更换日期。第十,整理用物,协助患者卧于舒适的体位。第十一,健康宣教,洗手,查对,戴手套,倒引流液,记录。

(7)并发症的护理

1)出血:可能发生在腹腔、胆管内或胆-肠吻合口。严密观察生命体征、腹部体征、末梢循环、引流管,尤其是腹腔引流管的引流情况,每小时观察并记录引流液的颜色、性状及量;一旦发现出血征兆,要及时报告医师并采取相应措施,防止发生低血容量性休克。

2)胆瘘:由术中胆管损伤、胆总管下端梗阻、T形引流管脱出所致。其表现和护理参见胆囊结石患者的护理。

3)下肢深静脉血栓:腹腔镜手术时间较长,人工气腹,头高足低位易导致下肢静脉回流障碍,血流淤滞,内皮细胞受损,加上腹腔镜手术后的血液高凝状态,患者可能发生下肢深静脉血栓。因此,术后需指导并协助患者于床上进行肢体的主动或被动运动,穿抗血栓弹力袜,行气压治疗,并早期下床锻炼。尽量避免双下肢静脉输液治疗。

（8）出院指导

1)饮食指导:注意饮食卫生,定期驱除肠道蛔虫。应进低脂肪、高维生素、富含蛋白、易消化的食物;带T形引流管的患者,应注意补充盐分。

2)活动指导:根据患者自身的情况,指导其适当休息及活动,循序渐进,逐步过渡到正常活动。

3)复诊指导:指导非手术治疗患者定期复查,出现腹痛、黄疸、发热等症状时,及时就诊。指导带T形引流管的患者于术后1个月左右到门诊复诊,根据患者的情况进行胆道逆行造影和拔除T形引流管。胆管结石易复发,如出现腹痛、发热、黄疸,患者应及时到医院就诊。

4)带T形引流管出院患者的指导。第一,应加强对T形引流管的相关指导,指导患者穿宽松、柔软的衣服,以防管道受压;第二,淋浴时,可用塑料薄膜覆盖引流管口周围皮肤,出现敷料渗湿时,要及时到医院换药,以防感染;第三,出现恶心、食欲缺乏、腹痛、发热、黄疸、引流异常或管道脱出时,要及时就诊;第四,定期复查,了解胆道通畅情况,为拔除T形引流管提供依据;第五,妥善固定T形引流管,活动时注意防折叠、扭曲及脱落,每周到医院更换引流袋1~2次,并注意无菌操作;第六,长期带T形引流管的患者,需每半年至一年更换一次。

第五节　胆道感染

胆道感染包括胆囊炎和不同部位的胆管炎,分为急性、亚急性和慢性炎症。胆道感染主要由胆道梗阻、胆汁淤滞造成,胆道结石是导致胆道梗阻最主要的原因,胆道反复感染又可促进胆石形成并进一步加重胆道梗阻。

一、急性胆囊炎

急性胆囊炎是胆囊管梗阻和细菌感染引起的炎症,是常见的外科急腹症,发病率居急腹症第二位,仅次于急性阑尾炎。急性胆囊炎是胆囊结石的常见并发症,患者中有约95%伴有胆囊结石。近年来,随着胆囊结石发病率的明显提高,急性胆囊炎患者也明显增多,本病以中年女性多见。老年急性胆囊炎患者易并发胆囊坏疽和穿孔。根据胆囊内有无结石,将胆囊炎分为结石性胆囊炎和非结石性胆囊炎。

【病因】

1.急性结石性胆囊炎　胆囊结石是造成胆囊内胆汁排出、分泌受阻并导致急性炎症反应的主要原因。

(1)胆囊管梗阻:结石移动至胆囊管附近,可堵塞胆囊管或嵌顿于胆囊颈,直接损伤黏膜,导致胆囊胆汁排空受阻,滞留在胆囊内的胆汁浓缩;高浓度胆盐具有细胞毒性,可引起细胞损害,加重黏膜的炎症、水肿甚至坏死。

(2)细菌感染:细菌通过胆道逆行进入胆囊,或经血液循环、淋巴途径进入,在胆汁流出不畅时造成感染。主要致病菌为革兰氏阴性杆菌,除需氧菌感染外,常合并厌氧菌感染,急性结石性胆囊炎常是需氧菌和厌氧菌的混合感染。

2.急性非结石性胆囊炎　约占5%,病因不清楚,多见于严重创伤、烧伤、长期肠外营养、腹部非胆道大手术(如腹主动脉瘤手术)后、脓毒血症等危重患者。

【病理生理】

1.急性结石性胆囊炎　炎症初期,结石导致胆囊管梗阻,胆囊压升高,病变始于胆囊黏膜层,表现为胆囊黏膜充血、水肿、渗出增多,胆汁外观正常或略浑浊,此时为急性单纯性胆囊炎。如病因未解除,炎症发展,病变可累及胆囊壁全层,胆囊壁增厚和血管扩张,胆囊黏膜、肌层及浆膜均有白细胞弥漫浸润,浆膜层常有纤维性和脓性渗出物覆盖,胆囊明显肿大,胆汁外观浑浊,胆汁细菌培养阳性,胆囊内充满脓液,发展为急性化脓性胆囊炎。如胆囊压持续增高,胆囊肿大及膨胀后导致胆囊壁血液循环严重障碍,引起胆囊壁组织坏疽变为紫色或黑色，则为急性坏疽性胆囊炎。坏疽性胆囊炎常并发胆囊穿孔，多发生于底部和颈部的坏死胆囊壁，可引起胆汁性腹膜炎。50%的患者胆囊穿孔被网膜和周围组织包裹，形成胆囊周围脓肿。20%的患者因急性胆囊炎的周围炎症浸润至邻近器官，也可穿破至十二指肠、结肠等形成胆囊胃肠道内瘘。约10%的患者可发生胆石性肠梗阻。

2. 急性非结石性胆囊炎　病理过程与急性结石性胆囊炎基本相同，致病因素主要是：①手术后长期禁食、全肠外营养、应用镇痛药均会影响胆囊排空，导致胆汁淤滞。②浓缩胆汁对胆囊壁造成化学性刺激，并引起感染。③严重创伤、烧伤、血容量不足或感染性休克、动脉粥样硬化、血管活性药物如去甲肾上腺素的应用等会减少胆囊壁血流，导致胆囊壁局部缺血。胆囊壁对缺血很敏感，胆囊上皮可因血流减少而坏死、剥脱，其是急性非结石性胆囊炎发生的重要原因。④胆囊壁缺血或胆汁淤滞时，细菌得以繁殖和感染，更易导致胆囊坏疽、穿孔。⑤某些全身性疾病，如糖尿病、系统性红斑狼疮和血液系统疾病也可能与非结石性胆囊炎有关。⑥术后肠麻痹和Oddi括约肌痉挛可影响胆囊排空，导致胰液、胆汁反流，引起炎症。

【临床表现】

1. 症状

（1）腹痛：急性胆囊炎起病较急，常在饱餐、进食油腻食物后或夜间发作。其病理变化不同，临床表现的轻重也不一，轻者仅有轻微腹痛和食欲缺乏。多数患者表现为右上腹持续性伴阵发性剧烈绞痛，疼痛可放射至右肩、肩胛下区和背部。

（2）消化道症状：60%的患者随着胆囊压力的迅速上升，腹痛发作时伴有恶心、呕吐、食欲缺乏、便秘等消化道症状。

（3）发热：常为轻度至中度发热。如出现寒战或高热，提示病变严重，可能出现胆囊化脓、坏疽、穿孔或合并急性胆管炎等全身中毒症状。

2. 体征　右上腹饱满，可有不同程度的压痛或叩痛，炎症波及浆膜时可出现反跳痛和肌紧张。Murphy征阳性是急性胆囊炎的典型体征。30%的患者可扪及肿大的胆囊，局部触痛。20%的患者可以出现轻度黄疸，这可能与胆囊周围炎症继发胆总管括约肌痉挛和水肿或胆囊结石排入胆总管造成梗阻有关。全腹压痛、反跳痛、肌紧张提示胆囊穿孔致弥漫性腹膜炎。

【辅助检查】

1. 实验室检查　血常规示白细胞计数及中性粒细胞比例升高,白细胞总数超过 $20×10^9/L$,分类中有显著核左移,常提示病情严重。如白细胞总数无明显增多,并不提示胆囊炎症程度较轻。部分患者可有血清胆红素、转氨酶或淀粉酶水平升高。

2. 影像学检查

(1)腹部超声检查:具有无痛苦、无创伤、能重复检查、诊断符合率高等优点,被列为急性结石性胆囊炎首选检测方法,其准确率高达 98%。急性胆囊炎可表现为胆囊增大、胆囊壁增厚、内部回声异常:胆囊内有一或多个实体强回声光团并随体位改变而移动,其后方伴有声影。超声检查胆囊区域时,存在确定的压痛最明显处,称为超声检查的 Murphy 征,超声检查的 Murphy 征较临床检查更准确,但是,当胆囊坏疽后,该体征就不再存在。腹部超声检查要特别注意结石是否嵌顿在胆囊颈,胆总管直径、肝内外胆管有无胆石等改变。

(2)CT、MRI 检查:对急性结石性胆囊炎诊断和鉴别有很大帮助,尤其是合并有胆管结石、急性胰腺炎时,均能协助诊断。

【治疗】

原则上争取择期手术治疗,手术时机和方式取决于患者的病情。急性非结石性胆囊炎因易发生坏疽、穿孔,一经诊断,应及早进行手术治疗。

1. 非手术治疗　急性结石性胆囊炎确诊后先用非手术治疗,其既能控制炎症又能作为手术前的准备。急性结石性胆囊炎初次发作者,无明显的胆道系统或全身感染症状者,急性结石性胆囊炎合并其他疾病如心肺疾病、糖尿病、肝肾功能不全者,均可先进行非手术治疗。方法包括卧床休息,禁食,抗感染,解痉,补液,营养支持,纠正水、电解质及酸碱失调等。大多数患者经非手术治疗度过急性期或全身条件改善后再进行择期手术。如病情无缓解或恶化,或出现急性化脓性胆囊炎、胆囊穿孔、弥漫性腹膜炎,并发急性化脓性胆管炎等,应尽早进行手术治疗。

2. 手术治疗　急性期手术应力求安全、简单、有效,对年老体弱、合并多个重要脏器疾病者,更应慎重选择手术方法。

（1）胆囊切除术：首选腹腔镜胆囊切除术，也可采用开腹胆囊切除术。

（2）胆囊造口术：对局部粘连、解剖不清或全身情况差、手术耐受性差而又必须及时引流和解除梗阻的高危急性胆囊炎患者，可先行胆囊造口术，减压引流，3个月后再行胆囊切除术。

（3）超声引导下经皮经肝胆囊穿刺置管引流术（percutaneous transhepatic gallbladder drainage，PTGD）：可降低胆囊压，待急性期后再行择期手术，适用于病情危重且不宜手术的化脓性胆囊炎患者。

【护理措施】

术前护理/术后护理参见本章第四节胆石症患者的护理。

【健康教育】

1. 合理作息　合理安排作息时间，劳逸结合，避免过度劳累及精神高度紧张。

2. 合理饮食　进食低脂食物，忌油腻食物；宜少量多餐，避免暴饮暴食。

3. 复查指导　非手术治疗或行胆囊造口术者，遵医嘱服用消炎利胆药物；按时复查，以确定是否需行胆囊切除术。出现腹痛、发热和黄疸等情况时，要及时就诊。

二、慢性胆囊炎

慢性胆囊炎是胆囊持续、反复发作的炎症，超过90%的慢性胆囊炎患者有胆囊结石。

【病理】

由于胆囊受到炎症和结石的反复刺激，胆囊壁炎症细胞浸润和纤维组织增生，胆囊壁增厚并与周围组织粘连，最终出现胆囊萎缩，胆囊完全失去功能。

【临床表现】

慢性胆囊炎患者的症状常不典型，多数患者有胆绞痛病史，并有上腹部饱胀不适、嗳气和厌油腻饮食等消化不良症状,也可有右上腹和肩背部的隐痛。体格检查可发现右上腹胆囊区有轻压痛或不适。

【辅助检查】

腹部超声检查显示胆囊壁增厚、胆囊排空障碍或胆囊内结石,诊断常无困难。

【治疗】

对伴有胆囊结石或确诊为本病的无结石者,应行胆囊切除术,首选腹腔镜胆囊切除术。对年老体弱或伴有重要器官严重器质性病变者,可选择非手术治疗,方法包括限制脂肪饮食、口服胆盐和消炎利胆药物、中医药治疗等。

【护理措施】

术前/术后护理:慢性胆囊炎急性发作时护理措施参见本节急性胆囊炎患者的护理,手术治疗的护理措施参见本章第四节胆石症患者的护理。

【健康教育】

遵医嘱服药,定期复查,以确定是否进行手术治疗和手术时机;严格限制油腻饮食;若出现腹痛、发热和黄疸等情况,要及时就诊。

三、急性梗阻性化脓性胆管炎

急性梗阻性化脓性胆管炎(AOSC)是急性胆管炎的严重阶段,又称急性重症胆管炎,本病的发病基础是胆道梗阻及细菌感染。本病起病急、变化快且病死率高,可高达 4.5% ~43%。其为胆道良性疾病导致死亡的首要病因。根据胆管梗阻部位的不同,急性梗阻性化脓性胆管炎分为急性肝外胆管梗阻性化脓性胆管炎和急性肝内胆管梗阻性化脓性胆管炎,二者病理改变不同,临床表现也不一样。急性肝外胆管梗阻性化脓性胆管炎比较常见。男女发病率接近,青壮年多见。

【病因】

在我国,急性梗阻性化脓性胆管炎最常见的病因为肝内外胆管结石,其次为胆道蛔虫和胆管狭窄引起的胆道梗阻和感染。胆道寄生虫是原发性胆管结石和胆管炎的始动因素。在国外,恶性肿瘤、胆道良性病变引起的狭窄、先天性胆道解剖异常等较常见,肝内胆管结石引起的梗阻较少见,结石阻塞部位多在胆总管,肝内外胆管结石可以并存。结石不仅可使胆汁流通不畅,而且由于长期受到刺激和压迫,胆管壁黏膜易发生充血、水肿,以致溃疡,日后可形成纤维性胆管狭窄。而胆管狭窄又有利于胆石形成,肝内外胆管狭窄与胆石形成呈正相关。近年来,因手术及介入治疗后胆-肠吻合口狭窄T形引流管胆道造影、PTC、ERCP、安置内支架诱发的急性胆管炎逐渐增多。胆道恶性肿瘤所致的胆管不全梗阻常常继发细菌感染,导致急性梗阻性化脓性胆管炎,而胆管完全梗阻时很少合并细菌感染。

【病理生理】

基本病理变化为胆管梗阻和胆管内化脓性感染。胆道感染、胆道梗阻时胆汁潴留,有利于胆汁内细菌繁殖,随之而来的胆道感染可造成梗阻以上胆管扩张、胆管壁黏膜肿胀,梗阻进一步加重并趋向完全性;胆管压力升高,胆管壁充血,水肿,炎症细胞浸润及形成溃疡,管腔内逐渐充满脓性胆汁或脓液,使胆管压力继续升高,当胆管压力超过 30 cmH$_2$O 时,肝细胞停止分泌胆汁,胆管内细菌和毒素逆行进入肝窦,产生严重的脓毒血症,大量的细菌毒素可引起全身炎症反应、血流动力学改变和多器官功能障碍综合征(MODS)。胆道内细菌感染多为肠源性,革兰氏阴性杆菌,以大肠埃希菌最为常见,培养阳性率可达80%以上;革兰氏阳性球菌,包括金黄色葡萄球菌、链球菌等,培养阳性率为20%~40%;厌氧菌感染率高达80%~100%,以革兰氏阳性脆弱拟杆菌为多。胆道感染时多是需氧菌与厌氧菌的混合感染。胆道细菌感染途径:①经十二指肠或胆-肠吻合口逆行感染,被认为是最重要的感染途径;②经血行或淋巴道进入胆道;③经各种引流管、内镜、导丝及其他器械进入胆道。

【临床表现】

本病发病急,病情进展迅速,除了具有急性胆管炎的 Charcot 三联征外,还有休克及中枢神经系统受抑制的表现,称为 Reynolds 五联征。

1. 症状

(1)腹痛:典型的临床表现为右上腹疼痛、发热和黄疸,即 Charcot 三联征。腹痛常在发热前数小时发生,表现为突发剑突下或右上腹持续性疼痛,阵发性加重,并向右肩胛下及腰背部放射。肝外胆管梗阻者腹痛较重,肝内胆管梗阻或一侧肝内胆管梗阻者,胆绞痛不明显,呈持续性胀痛,轻微腹痛或无痛。

(2)寒战、高热:体温持续升高,达 39～40 ℃或更高,呈弛张热,少数危重患者反应低下,体温可低于正常值。

(3)黄疸:多数患者可出现不同程度的黄疸,肝外梗阻者黄疸较肝内梗阻者明显。

(4)休克:口唇发绀,呼吸浅快,脉搏细速,达 120～140 次/min,血压在短时间内迅速下降,可出现全身出血点或皮下瘀斑。

(5)神经系统症状:神志淡漠、嗜睡、神志不清,甚至昏迷;合并休克者可表现为烦躁不安、谵妄等。

(6)胃肠道症状:多数患者伴恶心、呕吐等症状。

2. 体征　一般情况差,痛苦病容,呼吸急促,体温常在39 ℃以上,心率增快,血压下降,尿少,烦躁不安,表情淡漠,嗜睡,甚至昏迷。腹部检查可见上腹部明显压痛、肌痛、肝大、有压痛和肝区叩击痛。一侧肝内胆管梗阻,肝大呈不对称性,患侧肝无萎缩时,表现为患侧肝大伴有压痛和肝区叩击痛,如患侧肝萎缩,则对侧肝代偿性增大而肝区压痛和叩击痛不明显。胆总管下端梗阻的患者,可触及肿大和触痛的胆囊,胆囊壁穿孔时有弥漫性腹膜炎的体征。

【辅助检查】

1. 实验室检查　血常规示白细胞计数明显升高,可超过20×10^9/L,中性粒细胞比例明显升高及核左移,胞质内可见中毒颗粒。肝功能出现不同程度损害,表现为血清总胆红素及直接胆红素水平升高,血清谷丙转氨酶水平、谷草转氨酶水平、碱性磷酸酶水平也有不同程度的升高。凝血酶原时间延长。血培养细菌阳性率为 21% ~ 57%。动脉血气分析示 PaO_2 下降、氧饱和度降低。常伴有代谢性酸中毒、低钠血症等。

2. 影像学检查　主要是确定病变范围、胆道梗阻的病因和准确部位,以利于选择合理的治疗方案。腹部超声检查无损伤性,可动态观察影像且简便易行,是胆道疾病的首选检查方法。腹部超声检查可用于了解胆道梗阻部位、肝内外胆管扩张情况,胆管腔内有无声影的光团,区分肝内、外胆管梗阻,并了解胆囊和肝大小及有无肝脓肿等,对诊断很有帮助,可在床旁进行。但腹部超声检查有时较难确定胆道梗阻的原因及梗阻的部位。如病情允许,CT 或 MRCP 检查能够对胆道梗阻的原发病进行诊断和确定梗阻部位,对肝内外疑难病变的诊断也有一定的价值,并不受肥胖、胃肠道积气等影响。经皮肝穿刺胆管造影和经内镜逆行性胰胆管造影诊断梗阻性黄疸的部位和病因的准确率分别为 90% ~ 100% 和 89% ~ 98%,在诊断的同时还可以进行介入治疗。但在急性炎症阶段,因经皮肝穿刺胆管造影和经内镜逆行性胰胆管造影有较高的并发症发生率,可诱发败血症或内出血、腹膜炎、胰腺炎等,因而不宜应用。EUS 是最近广泛应用的比较安全可靠的检查方法,能用于确定肝外胆管梗阻的病因,明确胆石存在的部位,对小结石(直径<3 mm)的发现优于经内镜逆行性胰胆管造影,还能发现胆管、壶腹部、胰腺的恶性肿瘤及侵犯范围。

【治疗】

急性梗阻性化脓性胆管炎的治疗原则是立即手术解除胆道梗阻并减压引流胆汁;控制感染,预防中毒性休克和胆源性败血症。当胆管压力降低后,患者情况能暂时改善,有利于争取时间行进一步治疗。

1. 非手术治疗　既是治疗手段,又是术前准备。中毒性休克是导致死亡的主要原因。应积极采取措施,防止中毒性休克的发生。①补液扩容,恢复有效循环血量。②休克者可合理使用血管活性药物多巴胺维持血压。③纠正水、电解质及酸碱失调:常发生等渗或低渗性脱水、代谢性酸中毒,应及时纠正。④抗感染治疗:选用针对革兰氏阴性杆菌及厌氧菌的抗生素,联合、足量用药。⑤改善机体状态,增强机体抵抗力。⑥其他治疗:包括吸氧、禁食和胃肠减压、降温、解痉镇痛、营养支持等。短时间治疗后病情无好转者,应考虑使用肾上腺皮质激素保护细胞膜和对抗细菌毒素。

经以上治疗病情仍未改善者,应在抗休克同时紧急行胆道减压引流术。

2.手术治疗 一经确诊,应及时行急诊胆道引流术或在进行适当的术前准备后再行手术治疗。手术的主要目的是尽快解除胆道梗阻、降低胆道压力,以控制感染,挽救患者生命。早期胆道引流减压是降低本病死亡率的关键。手术力求简单、迅速和有效,手术时间不宜过长,避免做过于复杂的手术,以实现胆道减压为准则。

常用的手术方式为:①经皮肝穿刺胆道引流术:操作简单,能及时减压,对较高位胆管或非结石性梗阻效果较好,但引流管容易脱落和被结石堵塞,且需注意凝血功能。②内镜鼻胆管引流术:当胆道压力增高时,能有效减压,并能根据需要持续放置2周或更长时间鼻胆管。但对高位胆管梗阻引起的胆管炎,引流效果不肯定。③胆总管切开取石、T形引流管引流术:以上治疗无效或没有条件完成以上治疗者,应及早行胆总管切开减压术,术后放置T形引流管引流。急诊手术常不能完全去除病因,待患者一般情况恢复,1~3个月后根据病因进行彻底的手术治疗。

【护理措施】

1.术前护理

(1)病情观察:观察神志、生命体征、腹部体征及皮肤黏膜情况,监测血常规、电解质、血气分析等结果的变化。若患者出现神志淡漠、黄疸加深、少尿或无尿、肝功能异常、PaO_2降低、代谢性酸中毒及凝血酶原时间延长等,提示发生多器官功能障碍综合征,要及时报告医师并做相应处理。

(2)维持体液平衡:①观察指标。严密监测生命体征,特别是体温和血压的变化;准确记录24 h出入量,必要时监测中心静脉压及每小时尿量,为补液提供可靠依据。②补液扩容。迅速建立静脉通路,使用晶体液和胶体液扩容,尽快恢复有效循环血量;必要时使用肾上腺皮质激素和血管活性药物,改善组织器官的血流灌注及氧供。③纠正水、电解质及酸碱失调。监测电解质、酸碱平衡情况,确定补液的种类和量,合理安排补液的顺序和速度。

(3)维持有效气体交换:①呼吸功能监测。密切观察呼吸频率、节律和幅度;动态监测PaO_2和血氧饱和度,了解患者的呼吸功能状况;若患者出现呼吸急促、PaO_2下降、血氧饱和度降低,提示呼吸功能受损。②改善缺氧状况。非休克患者采取半卧位,使腹肌放松,膈肌下降,利于改善呼吸状况;休克患者取仰卧中凹位。根据患者呼吸形态及血气分析结果选择给氧方式和确定氧气流量或浓度,可经鼻导管、面罩、呼吸机辅助等方法给氧,改善缺氧症状。

(4)维持正常体温:①降温。根据体温升高的程度,采用温水擦浴、冰袋冷疗等物理降温方法,必要时使用药物降温。②控制感染。联合应用足量有效的抗生素,控制感染,使体温恢复正常。

(5)营养支持:禁食和胃肠减压期间,通过肠外营养途径补充能量、氨基酸、维生素、水及电解质,维持和改善营养状况。

(6)完善术前检查及准备:积极完善术前相关检查,如心电图、腹部超声、血常规、凝血功能、肝肾功能等检查。凝血功能障碍者,补充维生素 K_1。准备术中用药,更换清洁病员服,按上腹部手术要求进行皮肤准备。待术前准备完善后,送入手术室。

第六节　急性胰腺炎

急性胰腺炎(AP)是多种病因导致胰管内高压,腺泡细胞内酶原提前激活而引起的胰腺组织自身消化所致的胰腺水肿、出血甚至坏死等炎性损伤,临床以急性上腹痛及血淀粉酶或脂肪酶水平升高为特点。多数患者病情轻,预后良好;少数重症患者可伴发多器官功能障碍及胰腺局部并发症,死亡率高。

【分类】

急性胰腺炎病因复杂,疾病过程与严重程度不一致,不同的病期病理表现也不同,因而,存在不同的分类方法。

(1)按病理改变过程分类:分为急性水肿性胰腺炎和急性出血坏死型胰腺炎,前者占 80% ~90% 。

(2)按病程及严重程度分类:分为急性轻型胰腺炎和重症急性胰腺炎,后者占 10% ~20% 。前者病情轻,有自限性,预后好,死亡率<1% ;而后者则病情凶险,常常涉及全身的多个脏器,死亡率高达 10% ~30% 。

（3）按病因分类：分为胆源性急性胰腺炎、乙醇性急性胰腺炎、损伤性急性胰腺炎、药物性急性胰腺炎、妊娠性急性胰腺炎等。此分类方法同治疗的关系较为密切。

【病因】

急性胰腺炎有多种致病危险因素，最常见的是胆道疾病和酗酒。在我国，急性胰腺炎的主要病因是胆道疾病，在西方国家则主要与酗酒有关。

1. 胆道疾病　胆石症、胆道感染、胆道蛔虫病等胆道疾病至今仍是我国急性胰腺炎的主要促发因素，其中胆石症最为常见。由于在解剖上 70% ~ 80% 的胰管与胆总管汇合成共同通道开口于十二指肠壶腹部，一旦结石、蛔虫嵌顿在壶腹部或胆管内炎症、胆石移行时损伤 Oddi 括约肌等，将使胰管流出通道不畅，形成胰管内高压。发生胆囊炎时细菌毒素、炎症介质通过胆胰间淋巴管交通支扩散到胰腺，激活胰酶，引起急性胰腺炎。

2. 酗酒及过度饮食　酗酒及过度饮食可促进胰液分泌，当胰管流出道不能充分引流大量胰液时，胰管内压力升高，腺泡细胞内酶原提前活化，引发炎性损伤。此外，乙醇在胰腺内氧化代谢时产生的大量活性氧，也有助于激活核因子 κB（NF-κB）等炎症介质。

3. 胰管阻塞　胰管结石、蛔虫、狭窄、肿瘤（壶腹周围癌、胰腺癌）等可引起胰管阻塞和胰管内压力升高。胰腺分裂是一种胰腺导管的先天发育异常，即主、副胰管在发育过程中未能融合，当副胰管经狭小的副乳头引流大部分胰腺的胰液时，引流不畅可导致胰管内高压。

4. 手术与创伤　腹腔手术、腹部钝挫伤等导致胰腺组织损伤或胰腺严重血液循环障碍可引起急性胰腺炎。ERCP 插管时导致的十二指肠乳头水肿、注射造影剂压力过高等也可引发急性胰腺炎。

5. 代谢障碍　高脂血症与急性胰腺炎有病因学关联，但确切机制尚不清楚，可能与脂球微栓影响微循环及胰酶分解三酰甘油致毒性脂肪酸损伤细胞有关。Ⅰ型高脂蛋白血症可见于小儿或非肥胖、非糖尿病青年，因严重高三酰甘油血症（>1.3 mmol/L）而反复引起急性胰腺炎。由于高三酰甘油血症也常出现于发生严重应激、炎症反应时，因此，在急性胰腺炎伴有高三酰甘油血症时，应注意其是因还是果。甲状旁腺肿瘤、维生素 D 过多等所致的高钙血症可致胰管钙化，促进胰酶提前活化而促发急性胰腺炎。

6. 药物　可促发急性胰腺炎的药物有噻嗪类利尿剂、硫唑嘌呤、糖皮质激素、磺胺类等。药物引起的急性胰腺炎多发生在服药的最初 2 个月,与剂量无明确相关性。

7. 感染及全身炎症反应　急性胰腺炎可继发于急性流行性腮腺炎、甲型流感、肺炎衣原体感染、传染性单核细胞增多症、柯萨奇病毒感染等,常随感染痊愈而自行缓解。在全身炎症反应时,作为受损的靶器官之一,胰腺也可能有急性炎性损伤。

8. 其他　十二指肠降部疾病,如十二指肠球后壁穿透性溃疡、邻近十二指肠乳头的肠憩室炎等炎症可直接波及胰腺。各种自身免疫性的血管炎、胰腺血管栓塞等血管疾病可影响胰腺血供。

【临床表现】

由于病变程度不同,患者的临床表现差异很大。

1. 腹痛　腹痛是本病的主要症状,常于饱餐和饮酒后突然发作,腹痛剧烈,多位于左上腹,向左肩及左腰背部放射。胆源性者腹痛始发于右上腹,逐渐向左侧转移。病变累及全胰时,疼痛范围较宽并呈束带状向腰背部放射。

2. 腹胀　腹胀与腹痛同时存在,是腹腔神经丛受刺激产生肠麻痹的结果,早期为反射性,继发感染后则由腹膜后的炎症刺激所致。腹膜后炎症越严重,腹胀越明显腹腔积液可加重腹胀,患者排便、排气停止,腹压增高可导致腹腔间隔室综合征(ACS)。

(1)恶心、呕吐:该症状早期即可出现,呕吐往往剧烈而频繁。呕吐物为胃十二指肠内容物,偶可呈咖啡色。呕吐后腹痛不缓解。

(2)腹膜炎体征:发生急性水肿性胰腺炎时,压痛多只限于上腹部,常无明显肌紧张。发生急性出血坏死性胰腺炎时,压痛明显,并有肌紧张和反跳痛,范围较广或延及全腹。移动性浊音多为阳性,肠鸣音减弱或消失。

3. 其他　较轻的急性水肿性胰腺炎患者可不发热或轻度发热。合并胆道感染时常伴有寒战、高热。胰腺坏死伴感染时,可出现腰部皮肤水肿、发红、压痛和持续性高热,持续性高热为主要症状之一。若结石嵌顿或胰头肿大压迫胆总管,可出现黄疸。出血坏死性胰腺炎患者可有脉搏细速、血压下降,乃至休克。早期休克主要是由低血容量所致,后期继发感染使休克原因复杂化且难以纠正。伴急性肺功能衰竭时,可有呼吸困难和发绀。少数严重患者胰腺的出血可经腹膜后途径渗入皮下。在腰部、季肋部和下腹部皮肤出现大片青紫色瘀斑,称 Grey-Turner 征;若出现在脐周,称 Cullen 征。胃肠出血时,可有呕血和便血。血钙降低时,可出现手足抽搐。严重者,可有弥散性血管内凝血表现及中枢神经系统症状,如感觉迟钝、意识模糊乃至昏迷。

【辅助检查】

1. 实验室检查

(1)胰酶测定:血清、尿淀粉酶测定是最常用的诊断方法。血清淀粉酶水平在发病数小时后开始升高,24 h 达高峰,4 ~ 5 d 后逐渐降至正常;尿淀粉酶水平在 24 h 才开始升高,48 h 到高峰,下降缓慢,1 ~ 2 周后恢复正常血清淀粉酶值超过 500 U/dL(正常值为 40 ~ 180 U/dL,Somogyi 法),淀粉酶水平也明显升高(正常值为 80 ~ 300 U/dL,Somogyi 法),有诊断价值。淀粉酶值越高,诊断的正确性也越大,但升高的幅度和病变严重程度不呈正相关。血清脂肪酶水平明显升高(正常值为 23 ~ 300 U/L)具有特异性,也是比较客观的诊断指标。

(2)其他项目:包括白细胞计数增高、高血糖、肝功能异常、低钙血症、血气分析异常等。诊断性腹腔穿刺若抽出血性渗出液,淀粉酶值升高对诊断很有帮助。C 反应蛋白(CRP)水平增高(发病 48 h>150 mg/ mL)提示病情较重。

2. 影像学诊断

(1)腹部超声:经济、简便、易行,但上腹部胃肠气体的干扰,可影响诊断的准确性。腹部超声检查可发现胰腺增大和胰周液体积聚。胰腺水肿时显示为均匀低回声,出现粗大的强回声提示有出血、坏死的可能。如发现胆道结石、胆管扩张,为胆源性胰腺炎的可能性大。

(2)增强 CT 扫描:是最具诊断价值的影像学检查,不仅能用于诊断急性胰腺炎,而且能用于鉴别是否合并胰腺组织坏死。在胰腺弥漫性增大的背景下,若出现质地不均、液化和蜂窝状低密度区,则可诊断为胰腺坏死。还可在网膜囊内、胰周、肾旁前或肾旁后间隙、结肠后甚至髂窝等处发现胰外积液和坏死感染征象。此外,对急性胰腺炎并发症如胰腺脓肿和假性囊肿等也有诊断价值。

（3）MRI：可提供与 CT 类似的诊断信息。在评估胰腺坏死、炎症范围及有无游离气体等方面有价值。

（4）MRCP：MRCP 能较清晰地显示胆管及胰管，在复发性胰腺炎及原因不明的胰腺炎诊断中具有重要的作用。

【治疗】

应根据急性胰腺炎的分型、分期和病因选择恰当的治疗方法。

1. 非手术治疗　非手术治疗适用于急性胰腺炎全身反应期、水肿性及尚无感染的出血坏死性胰腺炎。

（1）禁食、胃肠减压：禁食，持续胃肠减压可防止呕吐、减轻腹胀、降低腹压。

（2）补液、防治休克：静脉输液，补充电解质，纠正酸中毒，预防及治疗低血压，维持循环稳定，改善微循环，对重症患者应进行重症监护，给予吸氧，维持血氧饱和度>95%。

（3）解痉镇痛：在诊断明确的情况下给予解痉镇痛药物，常用的解痉药物有山莨菪碱、阿托品等。吗啡虽可引起 Oddi 括约肌张力增高，但对预后并无不良影响。

（4）抑制胰腺分泌：质子泵抑制剂或 H_2 受体阻滞剂，可间接抑制胰腺分泌；多数学者认为生长抑素及胰蛋白酶抑制剂也有抑制胰腺分泌的作用。

（5）营养支持：禁食期主要靠完全肠外营养。待病情稳定，肠功能恢复后可早期给予肠内营养，酌情恢复饮食。

（6）抗生素的应用：有感染证据时可经验性或针对性使用抗生素。常见致病菌有大肠埃希菌、铜绿假单胞菌、克雷伯菌和变形杆菌等。

（7）中药治疗：呕吐基本控制后，经胃管注入中药，常用复方清胰汤，成分为银花、连翘、黄连、黄芩、厚朴、枳壳、木香、红花、生大黄。酌情每天 3～6 次，注入后夹管 2 h。呕吐不易控制者可用药物灌肠。

2. 手术治疗

（1）手术适应证：①急性腹膜炎不能排除其他急腹症时。②胰腺和胰周坏死组织继发感染。③经非手术治疗，病情继续恶化。④重症急性胰腺炎经短期(24 h)非手术治疗，多器官功能障碍仍不能得到纠正。⑤伴胆总管下端梗阻或胆道感染。⑥合并肠穿孔、大出血或胰腺假性囊肿。

（2）手术方式：①置管引流，用于保守治疗难以纠正、病情继续恶化者及胰腺周围脓肿者。②胰腺及胰周坏死组织清除引流术是最常用的手术方式。③胃造口、空肠造口提供肠内营养。④胆囊切除、胆道引流治疗胆源性腹膜炎。

（3）血液滤过治疗：血液滤过模拟人体肾小球滤过和肾小管重吸收功能，清除重症急性胰腺炎患者血液中过度激活的炎症介质，阻断全身炎症反应综合征，同时维持水和电解质平衡。

【护理措施】

（一）非手术治疗护理

1. 一般护理

（1）禁食，胃肠减压，由于患者容易发生口腔异味、感染，注意口腔清洁，协助患者漱口，生活不能自理者行口腔护理。

（2）密切监测各项生命体征（血压、脉搏、心率、体温、血氧饱和度等），监测血气、血常规、血糖、血尿淀粉酶，及时了解病情变化。

（3）注意腹部症状，如有异常，要及时处理。

（4）保持室内通风良好，控制室温，保持床单、衣物干净、整洁。

（5）为长期卧床不能活动者制订翻身计划，防止发生压力性损伤。

（6）指导患者深呼吸及有效排痰，预防肺部感染。

2. 胃肠减压护理　通过胃肠减压可吸出部分胃液，减轻腹胀，减少胰腺外分泌，限制胰腺自溶，防止病情恶化。护士应随时观察引流管并保持其通畅，防止管道堵塞、扭曲等，可使用少量生理盐水冲洗胃管以防止堵塞，要及时记录引流液的颜色、性状和量。定期更换引流器，发现胃肠减压量减少或引流液颜色变红时，应及时寻找原因并采取措施。

3. 疼痛护理

（1）遵医嘱禁食、持续行胃肠减压，减少胰液对胰腺及周围组织的刺激。

（2）给予抑制胰液分泌及抗胰酶药物，给予疼痛剧烈者解痉或镇痛药物，肠麻痹者慎用山莨菪碱和阿托品。

（3）采用六合丹外敷减轻患者腹部和腰肋部肿胀疼痛，促进积液吸收，减少后期血肿等并发症。

（4）取舒适体位,生命体征平稳的患者取半卧位。

4. 补液治疗 维持水、电解质平衡,准确记录 24 h 出入量,必要时监测中心静脉压及每小时尿量,发生休克时给予及时有效的抗休克治疗。

5. 营养支持 禁食期间给予肠外营养支持,轻型急性胰腺炎者一般 1 周后可开始进食无脂低蛋白流质饮食,并逐渐过渡到低脂饮食;重症急性胰腺炎者待病情稳定、淀粉酶恢复正常、肠功能恢复后可通过空肠造口管进行肠内营养支持,并逐步过渡至全肠内营养及经口进食,肠内及肠外营养治疗期间要加强观察,注意有无导管性、代谢性或胃肠道并发症的发生。

6. 心理护理 由于急性胰腺炎起病急、腹胀、腹痛剧烈,病情危重,治疗时间长,治疗过程复杂,输液量大,患者担心自己病情的同时,会对长期的治疗护理产生排斥心理,少数患者甚至会拒绝治疗。当病情反复发作时,患者会产生恐惧不安的情绪,部分患者甚至会发展为悲观、消沉。因此,护理人员应与患者密切接触,设身处地地为患者着想,对其表示同情和理解,耐心听取患者主诉,及时发现问题,及时发现患者心理变化,并积极开导和安慰患者,介绍治疗护理的必要性及作用,使患者树立战胜疾病的信心、积极配合治疗,争取早日康复。

(二)手术治疗护理

本节主要介绍行胰腺及胰周坏死组织清除引流术后患者的护理。

1. 术前准备 积极做好术前的常规准备。

2. 疼痛护理 术后行多模式镇痛管理,及时评估患者疼痛情况,遵医嘱按时给予镇痛药物,并根据患者的疼痛评分及时调整镇痛药物方案、剂量。对有镇痛泵的患者,注意检查管道是否通畅,评价对镇痛效果的满意度、药物不良反应。教会患者自我放松的方法,提供安静舒适的环境。

3. 引流管护理 引流管包括胃管、腹腔双套管、胰周引流管、空肠造口管及导尿管等。在引流管上标注管道名称及安置时间,分清引流管安置部位及作用,将引流管远端与相应的引流装置紧密连接并妥善固定,定期更换引流装置。

（1）胃肠减压的护理:胃肠减压的原理主要是借助负压将肠道内的液体与气体吸出,降低腹压,缓解机体内的循环障碍,同时减少酸性胃液和食物对胰腺分泌的刺激,避免加重胰腺的损害。①保持引流通畅。定时挤捏管道,使之保持通畅,勿折叠、扭曲、压迫管道,保持胃肠减压的有效性,及时倾倒胃液。②妥善固定。胃管固定于床旁,每班检查胃管安置的长度,检查固定胃管的胶布,若有脱落倾向,及时更换,更换时调整胃管固定方向,避免鼻黏膜同一部位长期受压;翻身活动时应防止牵拉引起胃管脱出,告知患者安置胃管的重要性,切勿自行拔管,若胃管不慎脱出,应通知医师查看后在医师陪同下重置。③观察和记录:观察胃液颜色、性状及量,并准确记录。胃肠减压引流液通常为无色透明、淡黄色或墨绿色,若引流液为褐色、咖啡色或血性液,应警惕应激性溃疡或胃黏膜糜烂出血的发生。④拔管:轻型急性胰腺炎 3~5 d 即可拔管,重症急性胰腺炎胃管安置时间较长,需根据胃肠功能恢复情况及症状消退情况综合判断。

(2)腹腔双套管的护理:目的是冲洗脱落坏死组织、黏稠的脓液或血块。①持续腹腔灌洗:常用生理盐水加抗生素,现配现用,冲洗速度为 20~30 滴/min。②保持引流通畅:持续低负压吸引,负压不宜过大,以免损伤内脏组织和血管。发现引流管堵塞时,应及时通知医师处理,必要时更换内套管。③观察引流液的颜色、量和性状:引流液开始为含血块、脓液及坏死组织的暗红色浑浊液,2~3 d 后颜色逐渐变淡、清亮。若引流液呈血性,伴脉速和血压下降,应考虑大血管受腐蚀破裂引起继发出血,及时通知医师并做急诊手术准备。④维持出入量平衡:准确记录冲洗液量及引流液量,保持平衡。⑤拔管指征:患者体温维持正常 10 d 左右,白细胞计数正常,腹腔引流液少于 5 mL/d,引流液的淀粉酶测定值正常,可考虑拔管,拔管后保持局部敷料的清洁、干燥。

(3)空肠造口管的护理:术后可通过空肠造口管行肠内营养支持治疗。①妥善固定:将管道固定于腹壁,告知患者翻身、活动、更换衣服时避免牵拉,防止管道脱出。②保持管道通畅:营养液滴注前后使用生理盐水或温开水冲洗管道,持续输注时每 4 h 冲洗管道一次;出现滴注不畅或管道堵塞时,可用生理盐水或温水行"压力冲洗"或负压抽吸。③营养液输注注意事项:营养液现配现用,使用时间不超过 24 h,注意输注速度、浓度和温度,观察有无腹胀、腹泻等并发症。

5. 并发症的观察及护理

(1)出血:术后出血包括手术创面的活动性出血、感染坏死组织侵犯引起的消化道大出血、消化液腐蚀引起的腹腔大血管出血或应激性溃疡出血等。①密切观察生命体征,特别是血压、脉搏的变化。②观察有无血性液从胃管、腹腔引流管或手术切口流出,患者有无呕血、黑便或血便。③保持引流通畅,准确记录引流液的颜色、量和性状变化。④监测凝血功能,及时纠正凝血功能紊乱。⑤遵医嘱使用止血和抑酸药物。⑥应激性溃疡出血时,应采用冰盐水加去甲肾上腺素行胃内灌洗;胰腺及周围坏死无效腔大出血时,行急诊手术治疗。

(2)胰瘘:患者出现腹痛、持续腹胀、发热、腹腔引流管或切口流出无色清亮液体时,警惕发生胰瘘。①取半卧位,保持引流通畅。②根据胰瘘程度,采取禁食、胃肠减压、静脉泵入生长抑素等措施。③严密观察引流液颜色、量和性状,准确记录。④必要时做腹腔灌洗引流,防止胰液积聚侵蚀内脏、继发感染或腐蚀大血管。⑤保护腹壁瘘口周围皮肤,用凡士林纱布覆盖或氧化锌软膏涂抹。

(3)肠瘘:出现明显腹膜刺激征,引流出粪便样液体或输入的肠内营养液时,应考虑肠瘘。①持续灌洗,低负压吸引,保持引流通畅。②纠正水、电解质紊乱,加强营养支持。③指导患者正确使用造口袋,保护造口周围皮肤。

6. 血液滤过治疗重症急性胰腺炎的护理

(1)心理护理:患者会因禁食、疼痛等原因出现焦虑、紧张、恐惧等心理,护理人员应尽量用通俗易懂的语言向患者讲解疾病的知识,耐心解答患者的疑问,使患者消除恐惧心理,保持情绪稳定,避免情绪剧烈波动,对疾病的康复充满信心,积极配合治疗与护理。

(2)血管通路护理:观察穿刺处有无渗血,将血液滤过管路紧密连接,牢固固定;开始血液滤过前,检查各连接处是否固定紧密,防止漏血,中心静脉置管处保持清洁干燥。

(3)深静脉留置导管的护理:透析结束后,用生理盐水冲管直至双管透明,再注入肝素封管液(12 500 U 肝素+3 mL 生理盐水),边注射边关闭导管夹,推注量根据管腔容积再增加 0.1 mL,确保正压封管,防止血液反流至导管内,发生管内凝血,拧紧肝素帽。

(4)病情观察及指标监测:治疗前后密切观察患者体温、呼吸、心率、血压、CVP、氧合指数、血氧饱和度等的变化。生命体征的变化多在治疗后第 1 个 24 h 最明显,这段时间内生命体征的观察、详细记录尤其重要,血压每 15 ~ 30 min 监测 1 次,CVP 持续监测,一旦发现有心率增快、血压下降、CVP下降的趋势,提示血容量不足,立即通知医师减慢超滤速度或暂停,快速补液。重症急性胰腺炎患者常有不同程度的体温升高,体温多在 38 ~ 39 ℃,体温升高的同时,常伴随心率、呼吸增快,增加了机体的氧耗,加重了缺氧状态,使呼吸窘迫。由于治疗过程中大量置换液进入体内,易引起体温过低,对循环系统产生不利影响,应注意调整置换液的温度,必要时给予保暖。治疗前后检查血常规、血糖、肝肾功能、电解质、脂肪酶、淀粉酶、血气分析、C反应蛋白等指标,行急性生理学及慢性健康状况评分系统(APACHE-Ⅱ)评分,整体判断患者的病情变化。

(5)营养支持:患者在急性期内绝对禁食禁饮,待病情好转,腹痛、腹胀明显减轻或消失,血尿淀粉酶正常,遵医嘱及时给予肠内营养支持,以增强肠道黏膜屏障。病情缓解以后逐渐过渡到无刺激性半流质、易消化饮食。

【健康教育】

1.减少诱因 告知患者要禁烟禁酒,日常生活、饮食规律,积极治疗胆道疾病、预防感染、正确服药以预防复发。

2.休息与活动 注意休息,保持良好心情,避免过度劳累和情绪激动。

3.合理饮食 少量多餐,进食低脂食物,切忌暴饮暴食,忌食刺激、辛辣及油腻食物。监测血糖及血脂,必要时使用药物控制。

4.定期复查 叮嘱患者定期随访、复查,出现胰腺假性囊肿、胰腺脓肿、胰瘘等并发症时,及时就诊。

第四章 神经系统疾病患者的护理

🔲 第一节　缺血性脑卒中

缺血性脑卒中又称脑梗死(CI),包括脑血栓形成、腔隙性脑梗死和脑栓塞等,是指因脑部血液循环障碍,缺血、缺氧所致的局限性脑组织的缺血性坏死或软化。脑梗死发病率为110/10万,占全部脑卒中的60%~80%。按解剖部位分型可分为4型:全前循环梗死、部分前循环梗死、后循环梗死和腔隙性梗死。

【诊断】

(1)起病突然,往往有缺血性卒中发病前的诱因、先兆(也可没有);常伴有血管疾病危险因素及病因,是血管疾病高危人群。

(2)有明确的神经功能缺损的症状和体征,持续不缓解。但也可以仅出现非定位症状,如头晕、头痛、疲乏、记忆力下降等。

(3)头部 CT 或 MRI 检查,有和症状、体征相一致的新的脑梗死责任病灶(也可以出现不一致的脑梗死病灶,可称为"静区"脑梗死)。头部 CT 对24 h 内、小的或脑干区的脑梗死病灶有可能不能识别,可以借助临床表现做出临床诊断,进一步明确诊断需行头部 MRI 检查。

(4)如果做腰椎穿刺检查,穿刺脑脊液一般为非血性。

(5)排除其他亚型的卒中或卒中样发作的系统性疾病(如低血糖等)、症状性癫痫或脑部疾病(如颅内肿瘤、脑炎等)。

(6)进一步病因学检查可以发现导致缺血性卒中的病理生理学证据,但也有一部分缺血性卒中病因不明。

【治疗】

1.急性期治疗　要重视超早期(<6 h)和急性期的处理,注意对患者进行整体化综合治疗和个体化治疗相结合。针对不同病情、不同发病时间及不同病因,采取有针对性的措施,这些措施通过两个途径实现,即溶解血栓和脑保护治疗。

(1)一般治疗:包括卧床休息、调控血压、控制血糖及做好各种并发症的处理。

(2)溶栓治疗:通过溶解血栓,使闭塞的脑动脉再通,恢复梗死区的血液供应,防止缺血脑组织发生不可逆性损伤。溶栓治疗的时机是影响疗效的关键。常用药物尿激酶等,但须严格掌握好适应证、禁忌证,预防并发症发生。

(3)抗凝治疗:阻止血栓的进展,防止脑卒中复发,并预防脑梗死患者发生深静脉血栓形成和肺栓塞。常用药物有肝素、低分子量肝素、华法林等。

(4)降纤治疗:降解纤维蛋白原,增加纤溶系统的活性,抑制血栓形成。常用药物有巴曲酶、降纤酶等。

(5)抗血小板聚集治疗:在发病早期给予抗血小板聚集药物阿司匹林,可降低卒中的复发率,改善患者的预后。

(6)脑保护治疗:使用神经保护剂及亚低温治疗等降低脑耗氧量。

(7)降颅压治疗:积极控制脑水肿预防脑疝发生。

(8)设立脑卒中绿色通道和卒中单元:脑卒中的绿色通道包括医院 24 h 内均能进行头部 CT 及 MRI 检查,与凝血化验有关的检查可在 30 min 内完成并回报结果,诊疗费用的保证等,尽量为急性期的溶栓及神经保护治疗赢得时间。卒中单元是脑血管病管理模式,指在卒中病房内,由神经专科医生、物理治疗师、语言康复师、心理治疗师及专业护理人员等组成,对患者进行药物治疗、肢体康复、语言训练、心理康复和健康教育等全面治疗。

恢复期治疗:康复治疗应尽早进行,只要患者意识清楚、生命体征平稳、病情不再进展,48 h 后即可进行,康复应与治疗同时进行。做好脑血管病的二级预防,降低脑卒中复发的危险性。

【护理措施】

（一）院前急救

（1）发生脑卒中时需启动急救医疗服务体系,使患者得到快速救治,并能在关键的时间窗内获得有益的治疗。脑卒中处理的要点按"7D"原则:检诊,派送,转运,收入急诊,资料,决策,药物。前3个"D"是基础生命支持阶段,后4个"D"是进入医院脑卒中救护急诊绿色通道流程。

（2）脑卒中紧急救护中护理人员的作用。①分诊护士职责:鉴别各种脑血管病常见症状、体征,并加以识别。当出现意识障碍、呼吸循环障碍、脑疝等危及生命的情况时,迅速通知医师,并配合责任护士做好监测。②责任护士职责:生命体征监测;开辟静脉通道,留置套管针;采集血标本,血常规、血生化血糖、电解质、肝肾功能、凝血4项,为患者进行辅助检查时给予协助,协助、指引办理入院。

（二）严密观察病情,及时抢救处理

1.病情观察　观察患者意识状态、瞳孔、生命体征及伴随症状如有无头痛、恶心、喷射性呕吐、瘫痪等的进展和改变,及时遵医嘱给予吸氧、心电监护。准备好急救物品及药品,当出现脑疝表现时要及时处理,给予脱水药物,配合医生积极抢救。完善护理记录。

2.保持呼吸道通畅　对有意识障碍的患者应采取侧卧位或平卧头偏向一侧,以利口腔、气道分泌物及呕吐物的引流。如呼吸道有分泌物应立即吸出,避免引起误吸、窒息,注意有无呼吸障碍、发绀及气道分泌物增加等现象。必要时协助医师插管或气管切开,使用呼吸器辅助呼吸,应用口咽气道管置于口腔喉部预防舌后坠,定时翻身、叩背、雾化吸入以利排痰。注意痰液的性质、颜色和量,并做好记录。

3.做好安全防护　对意识障碍或肢体瘫痪的患者及时加放床档,身边随时留人,预防坠床、碰伤。

（三）用药护理

1.溶栓药物护理

（1）静脉溶栓:遵医嘱泵入尿激酶,在15～30 min内泵完,输注过程中观察患者意识、肌力、语言变化,输注完毕做好记录,急查化验记录抽血、结果回报时间,及时告知医生。注意患者主诉,观察患者有无黏膜、消化道出血情况、有无血尿、牙龈有无出血等,做好交接班。如有并发症,应积极处理。

(2)动脉溶栓:除上述护理外同 DSA 术后护理。

2.抗凝药物护理　严格把握药物剂量,密切观察患者意识和血压变化,定期评估患者神经功能情况,监测出凝血时间,观察皮肤、黏膜有无出血、消化道出血情况、有无血尿、牙龈有无出血、皮肤青紫瘀斑情况。做好用药前的告知宣教工作,及时签署知情同意书,并做好护理记录与观察。

3.扩血管药物护理　应用钙通道拮抗药时因有明显的扩血管、松弛血管平滑肌作用,使脑血流量增加,患者会出现头部胀痛、颜面发红、血压降低等,应监测血压变化,注意滴速,出现不适及时通知医生。

4.应用脱水药物的护理　输入前应检查甘露醇性质、外观,有无结晶、絮状物。要求甘露醇 250 mL 液体量宜在 20 min 内滴入,应保证速度以达效果。还要观察患者有无甘露醇过敏情况,甘露醇过敏反应很少见,偶尔有致哮喘、皮疹,甚至致死。对于脑血管疾病伴心功能不全者用甘露醇应慎重,以免因输入过快或血容量增加而诱发心力衰竭,必要时遵医嘱给予输液泵控制速度,输入过程中应注意患者主诉并注意观察皮肤情况。避免药物外渗致局部红肿起水疱,甚至组织坏死,如不慎造成外渗立即更换穿刺部位,外渗处粘贴水胶体敷料或泡沫敷料,效果良好,如发现静脉炎可用增加型透明贴膜外敷或硫酸镁外敷,输入后监测水、电解质变化、应定期观察并及时调整;肾功能损害表现为用药期间出现血尿、少尿、无尿、蛋白尿、尿素氮升高等,对原有肾功能损害者应慎用。必须用时,用药期间密切监测肾功能并及时处理。一旦出现急性肾功能衰竭,应首选血液透析。

(四)保证营养摄入,注意鼻饲安全

1.定期评价吞咽障碍的程度　应观察患者是否能经口进食,进食不同黏度食物的吞咽情况,饮水时有无呛咳,以及采用不同姿势技巧时的吞咽、进食效果,评估有无营养障碍。

2.饮食护理　鼓励能吞咽的患者经口进食,选择高蛋白、高维生素食物,选择软食、半流或流质食物,避免粗糙、干硬、辛辣食物。应少量多餐,充分咀嚼,及时清理口腔,避免食物残留于口内而引发口腔感染。有义齿者尤应注意。

3.肠内营养支持　对于吞咽困难的患者,为减少呛咳误吸的发生,应尽早应用鼻饲。鼻饲过程中需要注意鼻饲的速度和每次鼻饲量。随时评价患者的胃肠功能,如是否有呕吐、腹胀、排便、排气及肠鸣音异常。如发生应激性溃疡出血量在 50 mL 以上者,遵医嘱应暂时禁食。

(1)肠内营养原则:浓度从低到高、剂量从少到多、速度从慢到快。

(2)鼻饲喂养方法:营养剂分次注食器推注,每次 250～400 mL,每日 4～6 次,间歇重力滴注,营养剂置于容器内通过输液管重力滴注,每次 250～400 mL,每分钟 30 mL,每日 4～6 次,将营养液均匀泵入,每日 1 次,持续 12～24 h,该方法适合肠动力差的患者。

(五)偏瘫肢体护理

1.卧位时肢体摆放

(1)患侧卧位:患侧在下方,上肢前伸,与躯干角度不小于 90°,前臂旋后,腕被动背伸,下肢屈曲,髋屈曲小于 30°,膝屈曲小于 80°。健侧在上方,上肢应放在身上,不可放在身前以避免影响患肢恢复;下肢髋、膝屈曲并用软枕支撑。后背用软垫牢固支撑。

(2)健侧卧位:健侧在下方,上肢以舒适为宜,下肢膝关节、臀部伸直。患侧在上方,患侧上肢放在胸前并由软枕支撑,肩关节屈曲 90°,肩胛骨前伸,肘关节伸直,患侧下肢向前稍屈髋、屈膝,并用枕头支撑。

(3)仰卧位:易引发痉挛模式应尽少采用。

2.日常生活护理　用提醒、示范等方法让患者注意患侧,将闹钟、手机等放在患侧,工作人员在与患者交谈或做操作时要站在患者的患侧,增加患者对患侧的关心和注意。患者在康复师指导下循序渐进进行功能锻炼。

3.触摸患侧肢体　每天经常触摸患侧的肢体,让患者判断触及部位,在患者的注意下用健侧手、粗糙的毛巾、毛刷或震动的按摩器摩擦患侧肢体,增加患侧肢体的感觉输入。告知家属或陪护人员,请他们在日常生活中经常提醒患者,提高对患侧的注意力。

4.约束肢体　当患者烦躁时应遵医嘱对健侧肢体适当约束,以免自残或拔除管道。为患者翻身时避免拉拽患侧上肢,以免造成肩关节脱位或加重脱位。

(六)语言沟通障碍的护理

1.手势提示法　与患者共同约定手势意图,如伸大拇指表示排便,伸小指表示排尿等。除偏瘫或双侧肢体瘫、听力障碍患者不能应用外,其他失语均可应用。

2. 实物图片法　利用一些实物图片进行简单的沟通交流以满足生活需要,解决实际困难。利用常用物品如茶杯、彩图、碗、人头像、病床等,反复教患者,茶杯表示要喝水、人头像表示头痛、病床表示翻身。此种方法最适合于听力障碍的交流。

3. 写字板的应用　能够书写的患者,使用写字板书写与患者沟通。

4. 积极与患者沟通了解需求　使用鼓励及安慰性语言,及时满足患者需要,帮助其树立信心,配合治疗与护理,及早康复。

（七）预防并发症

1. 预防肺部感染

（1）正确鼻饲,预防误吸及相关性肺炎的发生。吞咽障碍者备好负压吸引器。

（2）保持呼吸道通畅,促进痰液排出,可使用叩背机叩背;有效吸痰,超声雾化吸入。

（3）维持肺部功能,如床上肢体被动运动操、定时翻身、咳嗽锻炼,并鼓励清醒患者充分深呼吸。在病情允许情况下患者应取半卧位或床头抬高30°以上。

（4）做好有关器具的消毒,预防交叉感染。如患者吸氧使用的氧气湿化瓶和管道、超声雾化装置及与呼吸系统吸入性治疗有关的一切器具,均应严格消毒后方能使用护理人员注意手的消毒。

（5）有发热的患者,给予降温护理。

2. 预防尿路感染　对于尿失禁患者注意保持床单位清洁干燥,及时清洁会阴,对于潴留患者应先用物理性刺激诱导排尿,无效时留置导尿,每日清洁尿道口,并夹闭尿管 2~4 h 放尿一次,训练膀胱功能。定时更换尿管,观察尿液颜色、量、性质。

3. 预防压疮　因脑血管病患者肌力的减弱或消失,均会出现完全性瘫痪(肌力丧失)和不完全性瘫痪(肌力减弱),因此预防压疮是护理的重点。按照 Braden 评分标准,根据患者病情进行定期评定,做到勤翻身、勤擦洗、勤整理、勤按摩。严重偏瘫患者使用气垫床,对于排便失禁患者保持床单位清洁平整干燥,及时清理大小便,会阴部使用护肤膜防止浸渍、破溃的发生。

护理患者时动作轻柔,防止牵拉,并注意管路情况,防止脱管发生。感觉障碍者禁用热水袋以免烫伤。

4.预防深静脉血栓 长期卧床患者,在护理中应帮助患者减少形成静脉血栓的危险因素,如下肢抬高20~30°,下肢远端高于近端。另外,肢体瘫痪最有效的方法是增加患者的活动量,鼓励患者深呼吸、咳嗽、早期下床活动,并督促患者运动。对于病情稳定的患者,及早进行床边康复训练,配合康复师为患者进行自主、被动的活动,防止痉挛萎缩及下肢血栓形成。

（八）心理护理

通过用图片、讲解等方法让患者了解疾病常见的原因、病理生理过程、临床表现、治疗方法及其预后,提高对疾病的认识,消除恐惧心理,提高自信心,克服自卑感,帮助患者正确体验情绪。让患者诉说各种不适和烦恼,充分了解患者的病情及生活背景。在建立良好的医患关系基础上,给予同情、安慰,动员和指导家人及朋友在各个方面关心、支持、帮助患者,使其功能得到最大限度的恢复,并运用自理理论,指导患者在现有状态下建立自理能力。

第二节 短暂性脑缺血发作

短暂性脑缺血发作(TIA)是颈动脉或椎基底动脉系统的短暂性血液供应不足,临床表现为突然发病的、几分钟至几小时的局灶性神经功能缺失,多在24 h以内完全恢复,但可有反复的发作。

【病因及机制】

1.明确大脑损伤的特点 即损伤是因为脑缺血所致,还是其他原因所致。因为类似短暂性脑缺血发作的短暂性神经功能障碍,可见于其他多种原因,如低血糖发作、局灶性癫痫、慢性硬膜下血肿、肿瘤、低钠血症及高钙血症等。

2.明确发生脑供血减少的即刻原因 如血管痉挛、血流动力学异常、血管的机械梗阻、血栓栓塞、血管狭窄或梗阻后继发的血流动力学异常或血液的异常,从而导致相应病变血管远端的供血不足。

【临床表现】

短暂性脑缺血发作的特点是起病突然,历时短暂。大多无意识障碍而能主诉其症状,常为某种神经功能的突然缺失,历时数分钟或数小时,无后遗症,常呈反复发作,并在 24 h 以内完全恢复。而发作次数多则 1 d 多次,少则数周、数月甚至数年才发作 1 次。各个患者的局灶性神经功能缺失症状常按一定的血管支配区而反复刻板地出现。

【辅助检查】

(1)CT 或 MRI、EEG 检查:大多正常,部分可见小的梗死灶或缺血灶。CT 10%~20%,MRI 可达 20%可见腔隙性梗死。

(2)弥散加权 MRI:可见片状缺血区。

(3)SPECT:可有局部血流下降。

(4)PET:可见局限性氧与糖代谢障碍。

(5)DSA/MRA 或彩色经颅多普勒:显示血管狭窄、动脉粥样硬化症、微栓子。

(6)心脏 B 超、心电图及超声心动图:可以发现动脉粥样硬化、心脏瓣膜病变及心肌病变。

(7)血常规、血脂及血流动力学、血液成分及流变学的关系。

(8)颈椎 X 射线:颈椎病变对椎动脉的影响。

【治疗】

针对 TIA 发作形式及病因采取不同的处理方法。偶尔发作或只发作 1 次,在血压不太高的情况下可长期服用小剂量肠溶阿司匹林或氯比格雷。阿司匹林的应用时间视患者的具体情况而定,多数情况下需应用 2~5 年,如无明显不良反应出现,可延长使用时间,如有致 TIA 的危险因素存在时,服用阿司匹林的时间应更长。同时应服用防止血管痉挛的药物,如尼莫地平,也可服用烟酸肌醇酯。

频繁发作即在短时间内反复多次发作的应作为神经科的急症。TIA 发作频繁者如果得不到有效的控制,近期内发生脑梗死的可能性很大,应积极治疗。

【护理措施】

（一）常规护理

1. 一般护理　发作时卧床休息,注意枕头不宜太高,以枕高 15～25 cm 为宜,以免影响头部的血液供应;转动头部时动作宜轻柔、缓慢,防止颈部活动过度诱发短暂性脑缺血发作;平时应适当运动或体育锻炼,注意劳逸结合,保证充足睡眠。

2. 饮食护理指导　患者进食低盐低脂、清淡、易消化、富含蛋白质和维生素的饮食,多吃蔬菜、水果,戒烟酒,忌辛辣油炸食物和暴饮暴食,避免过分饥饿。合并糖尿病的患者还应限制糖的摄入,严格执行糖尿病饮食。

3. 心理护理　帮助患者了解本病治疗与预后的关系,消除患者的紧张、恐惧心理,保持乐观心态,积极配合治疗,并自觉改变不良生活方式,建立良好的生活习惯。

（二）专科护理

1. 症状护理

（1）对肢体乏力或轻偏瘫等步态不稳的患者,应注意保持周围环境的安全,移开障碍物,以防跌倒,教会患者使用扶手等辅助设施。对有一过性失明或跌倒发作的患者,如厕、沐浴或外出活动时应有防护措施。

（2）对有吞咽障碍的患者,进食时宜取坐位或半坐位,喂食速度宜缓慢,药物宜压碎,以利吞咽,并积极做好吞咽功能的康复训练。

（3）对有构音不清或失语症的患者,护士在实施治疗和护理活动过程中,注意言行不要有损患者自尊,鼓励患者用有效的表达方式进行沟通,表达自己的需要,并指导患者积极进行语言康复训练。

2. 用药护理　详细告知药物的作用机制、不良反应及用药注意事项,并注意观察药物疗效情况。血液病有出血倾向、严重的高血压和肝、肾疾病、消化性溃疡等均为抗凝治疗禁忌证。肝素 50 mg 加入生理盐水 500 mL 静脉滴注时,速度宜缓慢,10～20 滴/min,维持 24～48 h。

3. 安全护理

（1）使用警示牌提示患者,贴于床头呼吸带处,如小心跌倒、防止坠床。

（2）楼道内行走、如厕、沐浴有人陪伴,穿防滑鞋,卫生员清洁地面后及时提示患者。

(3)呼叫器置于床头,告知患者出现头晕、肢体无力等表现及时通知医护人员。

第三节 多发性硬化

多发性硬化(MS)是一种以中枢神经系统白质脱髓鞘病变为特点的自身免疫性疾病。临床表现为反复发作的神经功能障碍,多次缓解复发,病情每况愈下。病变可累及脑白质、脊髓、脑干、小脑、视神经、视交叉。

【临床表现】

本病多发生于 20～40 岁,以急性或亚急性起病。病程长短不一,缓解和复发为本病的重要特征,另一部分患者症状呈持续性加重或阶梯样加重而无明显缓解过程。多发性硬化患者的体征多于症状是其重要的临床表现。

【辅助检查】

1. 实验室检查 主要为脑脊液(CSF)检查,可为 MS 的诊断和鉴别诊断提供重要依据。

MS 患者腰穿压力多正常。CSF 白细胞计数正常或轻度升高,一般 $<15 \times 10^6/L$,若 $>50 \times 10^6/L$,应慎重除外其他疾病。蛋白水平正常或增高(见于约40%患者)。CSF-IgG 寡克隆区带(OB)阳性。CSF-IgG OB 是 IgG 鞘内合成的定性指标,也是 MS 诊断时最重要的实验室指标,推荐采用琼脂糖等电聚焦和免疫印迹技术,应用该技术,OB 阳性率可达91.7%。须同时检测 CSF 和血清,只有 CSF 中存在 OB 而血清缺如才支持 MS 诊断。值得注意的是,某些感染性疾病(如 Lyme 病、神经梅毒、亚急性硬化性全脑炎和人类免疫缺陷病毒感染等)和多种结缔组织病有少数患者 CSF OB 亦可阳性。

2. MRI 头部典型病灶主要位于脑室周围、胼胝体和半卵圆中心,较少位于深部白质和基底节。病灶多呈卵圆型,垂直于胼胝体排列,在矢状位图像中,被称为"Dawson 手指征"。尽管 MRI 在检出病灶方面具有良好敏感性,但由于缺血性病灶有时和 MS 病灶非常相似,因此,MRI 在诊断 50 岁以上的 MS 时可靠性有一定下降,需要综合评估。脊髓病灶主要位于颈髓,典型病灶具有如下特点:极少或没有脊髓肿胀、T_2 加权序列中可见明确高信号且在 2 个位面中可见(如轴位和矢状位)、病灶大小至少为 3 mm 但长度<2 个椎体、横断面上仅累及部分脊髓,多呈局灶性、偏心性。经典 MS 病灶在急性期可见 Gd 增强,但通常于 30~40 d 后消失,个别强化病灶可持续 8 周,长久持续强化病灶应注意与其他疾病(如肿瘤等)相鉴别。

【治疗】

尚无特效治疗。治疗原则为控制发作,阻止病情发展,对症支持治疗。

【护理措施】

(一)常规护理

1. 生活护理　给予患者功能位,并根据患者感觉缺失的部位和程度,定时给予翻身,并注意肢体的保暖。每日用温水擦洗感觉障碍的身体部位。注意患者肢体保暖但慎用暖水袋。

2. 安全护理

(1)应向患者介绍入院环境,并将患者安排在离护士站较近且安静的病房,并把餐具、水、呼叫器、便器放在患者的视力范围内。

(2)如患者有精神症状,应给予必要的约束或由家人 24 h 陪护。

(3)给视力下降、视物模糊的患者提供适当的照明。

(4)床单位使用气垫床和带棉套的床档,防止压疮及患者坠床。保持床单位清洁、平整、干燥、无尘渣,防止感觉障碍的部位受损。

3. 皮肤护理　由于患者卧床时间较长,又因膀胱功能障碍,皮肤护理非常重要。保持床单位清洁、平整、干燥、无尘渣,防止感觉障碍的部位受损。男性尿失禁患者可使用假性导尿,必要时给予留置导尿。留置导尿患者应每日进行会阴冲洗 1 次,每 4 h 进行尿管开放 1 次,以训练膀胱功能。如出现尿疹或湿疹应立即请皮肤科会诊,随时给予药物针对性治疗。

4. 饮食护理

(1)给予高蛋白、低脂、低糖、富含多种维生素、易消化、易吸收的清淡食物,并维持足够的液体摄入(每日大约 2 500 mL),以保持体内充足的水分,使机体更好地消化和利用营养素。

（2）蛋白质在三餐食物中分配比例是：早餐占总热能的 30%，午餐占 45%～50%，晚餐占 20%～25%。

（3）饮食中应含有足量的纤维素。纤维素有亲水性，能吸收水分，使食物残渣膨胀并形成润滑凝胶，在肠内易推进，并能刺激肠蠕动，有利于激发便意和排便反射，预防便秘的发生或减轻便秘的症状。

5. 情感障碍的护理　有病理性情绪高涨或易激惹、易激动的患者应避免自伤或伤人行为，对其行为适当给予限制，采取隔离或保护，减少环境中的刺激因素，必要时可遵医嘱用药；教育患者家属及其看护者，使他们知道患者的行为是一种病理状态，以获得更多的社会支持；护理抑郁患者时需要耐心，应多给予肯定和鼓励，多陪伴患者，鼓励参加活动，多听收音机，创造良好的治疗环境，加强护患之间的交流，达到有效的沟通。

6. 心理护理　应加强与患者的沟通，取得患者信赖，鼓励患者说出自己紧张、焦虑的原因，如疾病反复或迁延不愈等原因。满足患者的合理要求，医护人员主动帮助或协助照顾好患者。给患者讲解疾病知识，让年轻患者逐渐能够承受，并与家属做好沟通，尽可能让家属多做患者的心理工作。积极让患者参与制订护理计划，并鼓励患者自理。

（二）专科护理

1. 视力障碍的护理　指导复视、视力减退和偏盲的患者使用适当的工具弥补视觉损害，向患者详细介绍住院的环境，并指导患者熟悉环境，介绍主管的医师、护士，解释呼叫系统并评估患者运用的能力。将日常用物放于患者易于取放的地方，同时应去除一些危险物品，如开水瓶、绳、刀等工具，有条件的医院可将患者安置在可水平升降的床位，夜间保持床在最低水平并支起护栏防护，在实施整体护理过程中，根据患者的受教育情况，建议患者使用放大镜读报，或大字的阅读材料和书，或听收音机。

2. 留置尿管的护理　若确定患者必须留置尿管，说明患者的膀胱功能差，这时应选择大小与形态合适的尿管，按无菌操作原则留置导尿管并更换引流袋。一般使用气囊导尿管，向气囊（滞留球）内注入 10～20 mL（<30 mL）的液体或气体，以防止尿管脱出；每日进行尿道口清洁、消毒，鼓励患者多饮水，2 000～3 000 mL/d；指导患者及家属排尿和膀胱功能训练的方法；告知患者尿路感染的有关症状和体征，如尿频、尿急、尿痛、尿液浑浊且有异味等，避免接头的反复打开，防止尿液向膀胱反流。

3. 便秘的护理

（1）指导患者多饮开水，告知摄入充足的水分能达到软化粪便、刺激排便的目的。

（2）指导摄取足量的食物纤维，以促进肠蠕动。

（3）指导下腹部的轻柔按摩、穴位按压及确定 1 个规律的排便时间，养成定时排便的习惯或帮助患者采用半蹲姿势，借助腹肌的动力作用排便等。

（4）严重便秘，粪块成硬结时可行保留灌肠，如注入温矿物油，滞留 20～30 min 后戴上润滑的手套，捣碎并弄出粪块。

（5）平时还可指导患者应用缓泻剂、使用栓剂等手段协助通便。

（6）注意告诉患者排便时间不能太长，勿过分用力。

4. 促皮质素及糖皮质激素的药物护理 促皮质素及糖皮质激素是治疗多发性硬化的主要药物，它们具有抗感染和免疫调节作用，能控制急性病程和复发。因在急性期大剂量短程冲击疗法时可引起心律失常，应备好心电监护仪、除颤器的器械，必要时在监护下进行，因易出现如钠潴留、低钾、低钙等电解质和体液紊乱，应加强对血钾、血钠、血钙的监测及补钾的重要性认识，护士应了解静脉补钾的浓度，指导患者如何观察尿量，学会记录。由于口服 10% 氯化钾口感差，大多数患者拒绝口服或不能坚持，护士应加强与主管医师、患者及其家属的沟通，反复强调补钾的重要性，教会患者快速饮入或稀释后加糖的方法，改善口感，坚持服钾；此外该药还可能出现皮肤、胃肠道及骨骼肌系统的症状，应注意观察并记录。

5. 免疫球蛋白的药物护理 免疫球蛋白为生物制剂，应于 2～8 ℃或室温（不超过 30 ℃）下存放。滴注速度在开始 15 min 内应特别缓慢，后可逐渐加快至 2 mL/min（约为 40 滴）。输液过程中可偶见体温上升、呕吐、心率与血压波动等反应，可能与输液速度过快或个体差异有关，应立即停止输注并给予对症处理。

6. 干扰素的药物护理 干扰素具有较强的抗病毒作用，可增加患者免疫细胞的抑制功能，多用于控制复发和进行型的多发性硬化患者。常见不良反应为皮下注射后流感样症状，可持续 1～2 d；注射局部可出现红肿、触痛，偶尔可引起白细胞减少、肝功能损害等。

7. 知觉训练 ①用砂纸、丝绸刺激触觉。②用冷水、温水刺激温度觉。③用针尖刺激痛觉。

8. 功能锻炼 经常给患者做肢体按摩和肢体被动活动。为患者讲解活动的重要性,定时更换体位,操作时动作要轻柔。鼓励患者进行自主功能锻炼,帮助患者进行被动肢体活动,并保持关节功能位。恢复期鼓励患者并协助做渐进性活动:协助患者在床上慢慢坐起,坐在床边摆动腿数分钟,下床时有人搀扶或使用助行器。

9.防止并发症的发生

(1)防止误吸:鼻管饲前应给予患者吸痰,头抬高15°～30°,并抽吸胃液,防止胃内残留液过多而引起反流导致误吸。

(2)肺炎:给予患者更换体位,定时进行翻身、叩背、排痰。给予雾化吸入,或使用叩背机,促使肺内深部痰液的及时排出。

(3)压疮:因患者出现运动障碍,应使用气垫床和带棉套的床档,保持床单位清洁、平整、干燥、无尘渣。身体的骨突出部位应给予保护,温水擦背每日2次。

第四节　急性播散性脑脊髓炎

急性播散性脑脊髓炎是广泛累及脑和脊髓白质的急性炎症性脱髓鞘疾病,也称为感染后、出疹后或疫苗接种后脑脊髓炎。

【病因及发病机制】

本病为单相病程,症状和体征数日达高峰,与病毒感染有关,尤其麻疹或水痘病毒。急性播散性脑脊髓炎的发病机制不清楚,可能是感染时炎症破坏了髓鞘,触发了机体对髓鞘碱性蛋白的反应,由于某些特定的条件或个体的特异性反应因而引发急性播散性脑脊髓炎。也可能是感染或免疫接种触发了过强的免疫反应而引起。

【诊断】

1.临床表现

(1)多见于儿童,也可见于成人。症状常出现在感染或疫苗接种后1～3周(4～30 d),多为散发,无季节性,病情严重。

(2)神经病学症状和体征与病变累及的部位有关。脑炎型首发症状为头痛、发热、意识模糊。脑膜受累出现头痛、呕吐和脑膜刺激征等。脊髓炎型常见受损平面以下部分或完全性截瘫或四肢瘫、上升性麻痹、传导束性感觉障碍、不同程度的膀胱及肠麻痹。

（3）急性坏死性出血性脑脊髓炎被认为是急性播散性脑脊髓炎的爆发型。病情也更为凶险,病死率高。表现为急起高热、头痛、意识模糊或意识进行性加重,不全偏瘫或四肢瘫。

【辅助检查】

1.脑脊液检查　脑脊液检查所见是非特异的。脑脊液可表现有压力增高,中度淋巴细胞增多,蛋白轻至中度增加(一般<1 g/L)。以 IgG 增高为主,寡克隆区带多为阳性。

2.脑电图　脑电图一般为弥散性慢活动,偶也可正常。

3.CT　CT 显示白质内弥散性多灶性大片斑片状低密度区。急性期呈明显增强效应。MRI 可见脑和脊髓白质内散在多发的 T_1 低信号、T_2 高信号区。特别是丘脑部位,有助于诊断。

4.细胞学检查　外周血可见白细胞增多,红细胞沉降率增快。

【治疗】

急性期应早期应用大剂量皮质类固醇抑制炎性脱髓鞘过程,减轻脑和脊髓的充血和水肿。静脉滴注甲泼尼龙每日 500～1 000 mg,或地塞米松每日 20 mg 冲击治疗,以后逐渐减量至口服。血浆置换或静脉给予免疫球蛋白,0.4 g/(kg·d),连用 3～5 d。对重症患者有益。除上述治疗外,支持治疗非常重要。如体温、抽搐和颅内高压的控制,辅助呼吸,皮肤的保护,注意水、电解质平衡,以及避免合并感染的发生和控制都非常重要,为患者的恢复创造良好的条件。

【护理措施】

(一)常规护理

1.一般护理　每 2 h1 次监测生命体征,观察并记录患者的呼吸及呼吸形态,包括呼吸频率、深度、节律。监测患者缺氧状态,必要时给予鼻导管吸氧或面罩给氧,病情严重时可给予气管插管或气管切开等措施。

2.日常护理 定时翻身、叩背、吸痰,或使用振动排痰机叩背,促使患者易于咳嗽、咳痰,同时有利于气道的吸引和痰液的排出。

3.安全护理

(1)应向患者介绍入院环境,并将患者安排在离护士站较近且安静的病房,并把餐具、水、呼叫器、便器放在患者的视力范围内。

(2)如果患者有精神症状应给予必要的约束或由家人24 h进行陪护。

(3)床单位使用气垫床和带棉套的床档,防止压疮及患者坠床。保持床单位清洁、平整、干燥、无尘渣,防止感觉障碍的部位受损。

4.体位护理 协助患者采用舒适的体位,可给予头部抬高。保证患者有效的呼吸型态。

5.心理护理 鼓励患者及时、主动向护理人员表达自己的感受,如胸闷、气短、肢体的不适等,同时做好患者的心理护理。

6.饮食护理

(1)保证患者足够热量的供给,给予高蛋白、富含维生素、低纤维素、易消化饮食。尤其鼻饲停止改为普食前,应给予少食多餐,蛋羹、肉末面片、稠粥等半流软食,防止误吸。必要时给予肠外营养。

(2)患者进食时给予舒适卧位,并保证心情愉快,嘱患者进食时不要讲话,防止呛咳引起误吸。

(3)患者有吞咽困难、构音障碍,易出现进食呛咳、误吸等症状,疾病的危险期可给予鼻饲。患者进食情况改变后应立即停止鼻饲。进行鼻饲时应注意先予患者排痰,再给予患者头高位并偏向一侧,抽吸胃内残留液,大于150 mL/次时应推延或停止进食1次,防止大量胃内容物的反流,引起误吸。

(4)定期评估患者的吞咽情况,尽早让患者减轻鼻饲的痛苦,同时减少胃肠道并发症的发生。

(二)专科护理

1.眼及视觉障碍的护理

(1)对病情发展凶猛,出现眼球胀痛、前额疼痛、失明等症状的患者,应让患者卧床闭目休息,戴眼罩,并涂眼膏以保护暴露的角膜。

(2)对视力减退、限盲、偏盲患者,指导其使用适当的工具弥补视觉损伤。

（3）视物不清或复视时，尽量闭眼休息或双眼交替休息，使用字体较大的阅读材料和书籍等。

（4）给患者创造方便的活动环境，日常生活用品放在视觉较好的一侧，呼叫器置于患者手边等。

2. 提高患者的自理能力

（1）提供患者肢体活动的机会，进食、翻身、排尿便等简单床上活动在患者恢复期时尽量自理，对于颈髓受损的患者，应适当给予协助。

（2）对于高位截瘫患者应注意给予肢体功能位，尽量给予双下肢的内旋，首先防止压疮的发生，其次预防患者肢体的失用综合征的发生。并给予肢体的被动功能锻炼，防止肌肉萎缩。

3. 排泄功能的护理

（1）程度严重的膀胱功能障碍出现尿潴留时应及时给予留置导尿，4 h开放 1 次，以训练膀胱功能。注意定时消毒尿道口，更换引流袋，防止尿路感染。

（2）患者出现肠麻痹会导致便秘，甚至 10 d 无排便，由于患者感觉缺失，并无异常，易出现肠梗阻，因此患者应长期小量服用缓泻剂，保证排便的正常。

4. 肢体及皮肤护理

（1）因患者出现运动障碍，应使用气垫床和带棉套的床档，保持床单位清洁、平整、干燥、无尘渣，防止感觉障碍的部位受损。身体的骨突部位应使用水球保护，并给予温水擦背每日 2 次，防止压疮的发生。

（2）给予患者功能位，防止患者的肢体功能缺失。并根据患者感觉缺失的部位和程度，定时给予翻身，并注意肢体的保暖。

（3）每日用温水擦洗感觉障碍的身体部位，以促进血液循环和感觉恢复。

（4）使用机械通气患者，做好呼吸机管路的护理，防止长时间管路置于患者胸前导致皮肤的擦伤。

（5）合并低蛋白血症、腹泻、水肿、贫血、糖尿病等并发症时，应密切监测患者的皮肤状况，保证皮肤的完整性。

5. 防止并发症发生　做好针对皮肤、下呼吸道、泌尿系统等部位的感染控制措施，防止出现感染后的高热等并发症。

【健康指导】

（1）为患者讲解有关疾病的知识，同时做好心理护理，让其接受现实，并积极配合治疗。

（2）向家属和患者进行激素药物的讲解，使其了解药物的不良反应及突然停药后的危险，合理使用药物。

（3）让患者与家属了解饮食的护理，尤其针对排便情况，一定保障患者排泄的正常。

（4）讲解患者肢体活动的重要性，必要时做被动训练。定时翻身，教会家属翻身的手法和技巧，并训练和鼓励患者进行自主活动，增强自理能力。

（5）鼓励患者主动向医护人员表达自己的感受，如出现胸闷、气短、呼吸困难等异常情况。

第五节　视神经脊髓炎

视神经脊髓炎（NMO）又称 Devic 病或 Devic 综合征，是视神经和脊髓同时或相继受累的急性或亚急性脱髓鞘病变。其临床特征为急性或亚急性起病，单眼或双眼失明，其前或其后数周伴发横贯性或上升性脊髓炎。本病的病因及发病机制还不清楚，可能与遗传因素及种族差异有关。

【临床表现】

1.视神经受损症状　急性起病，患儿可在数小时或数日内，单眼视力部分或全部丧失，一些患儿在视力丧失前 1～2 d 感觉眼眶疼痛，眼球运动或按压时疼痛明显，眼底改变为视神经盘炎或球后视神经炎。亚急性起病患儿，1～2 个月症状达到高峰，少数呈慢性起病，视力丧失在数月内逐步进展，进行性加重。

2.脊髓受损症状　脊髓受累以胸段和颈段多见，表现为急性或亚急性起病的横贯性脊髓损害或上升样脊髓炎样表现。病损以下出现相应的感觉、运动和自主神经功能障碍。此外，有的患儿可伴有痛性痉挛和莱尔米特

（Lhermitte）征（屈颈时，自颈部出现一种异常针刺感沿脊柱向下扩散至股部或至足部）。

【辅助检查】

在疾病的早期鉴别 NMO 与 MS 非常重要，因为两者的治疗和预后不同。

1. 血清 AQP4 抗体的检测　文献报道，只有 50% ~90% 的 NMO/NMOSD 患者可以检测到 AQP4 抗体。随着 AQP4 抗体检测技术的不断发展，先前检测为抗体阴性的后被证实为阳性，逐渐发现抗体阴性和抗体阳性两组人群疾病的流行病学特点、发病机制、临床表现、预后可能都存在差异。目前认为 FACS 及 CBA 是最敏感的检测方法。Marignier 等进一步评价了不同的 CBA 方法检测 AQP4 抗体的敏感性，发现与经典的 CBA 检测方法相比 AQP4-M23 和 EGFP（enhanced green fluorescent protein）共转染至活细胞的敏感性可由 57.4% 提升至 74.4%。而 Marignier 等用最敏感的 CBA 检测方法检测 NMO 患者的 AQP4 抗体，发现 AQP4 抗体阴性的患者存在以下特点：①无性别差异，男女比例是 1∶1。②ON 和 TM 同时出现（起病 30 d 内）的首发情况更常见。③与 AQP4 抗体阳性的患者相比，视力损害的程度更低。提高检测方法敏感性可以使 AQP4 抗体的假阴性率降低，AQP4 抗体阴性的 NMO 数量可能低于预期，并且有自己的特点。Fujihara 和 Leite 认为 AQP4 抗体阴性的 NMO 是一种依赖检验敏感性的疾病单元。由此推断 AQP4 抗体阴性的 NMO 可能是另外一种不同类型的 NMO。

2. 血清 MOG 抗体的检测　有学者进一步研究发现，在 AQP4 抗体阴性的 NMO/NMOSD 部分患者中，髓鞘少突胶质糖蛋白（myelin oligodendrocyte glycoprotein，MOG）抗体是阳性。体外研究证实 MOG 抗体在 NMO 及其他相关的疾病中能够介导补体依赖的细胞毒性作用，并且这部分患者与 AQP4 抗体阳性及两者都阴性的 NMO/NMOSD 患者的临床特点不同，如：男性居多，发作频率少，预后较好。这可能是与 MOG 抗体相关的一种特殊类型的 NMO。Kitley 等的一项对比研究也证实了上述的研究结论。NMO 是否可能还有其他的未发现的自身抗体有待于进一步研究。有些患者可能有另外不同的免疫过程，如 MUSK 抗体的发现。

【治疗】

甲泼尼龙大剂量冲击疗法，继以泼尼松龙口服等对终止或缩短病程有一定的效果。另外,也可适当选用硫唑嘌呤、环磷酰胺等免疫抑制药。恢复期应加强功能锻炼及理疗。

【护理措施】

(一)常规护理

1.加强心理护理　鼓励患儿保持良好的心态,树立战胜疾病的信心。

2.保持正常排泄　做好便秘、尿失禁、尿潴留的护理。

(二)专科护理

1.视力障碍护理　帮助患儿熟悉住院环境和生活环境。指导患儿眼睛疲劳或有复视时尽量闭眼休息。给患儿创造方便日常生活的环境,如使用大字的阅读材料和书籍,呼叫器置于患儿手边等,必要时给予帮助。

2.预防并发症　注意保暖,避免受寒,取卧位并经常叩背,协助排痰。

第六节　单纯疱疹病毒性脑炎

单纯疱疹病毒性脑炎是由单纯疱疹病毒(HSV)引起的一种急性中枢神经系统感染。是非流行性脑炎中最常见的类型,国外单纯疱疹病毒性脑炎发病率为(4~8)/10万,患病率为10/10万;病死率为40%~70%。由于近年来抗疱疹病毒药物的问世,病死率已降至19%~28%,国内尚缺乏准确的流行病学资料。HSV最常累及大脑颞叶、额叶及边缘系统,引起脑组织出血性坏死和(或)变态反应性脑损害,受累的神经细胞核内可见嗜酸性包涵体,故单纯疱疹病毒性脑炎又称为急性坏死性脑炎,或出血性脑炎,或包涵体脑炎。

【病因及发病机制】

HSV是一种嗜神经DNA病毒,分为两型(Ⅰ型和Ⅱ型)。

1.单纯疱疹病毒-Ⅰ型　引起唇疱疹(非生殖器部位疱疹感染)是较大患儿及成人单纯疱疹和脑炎的病原体。

2.单纯疱疹病毒-Ⅱ(生殖器部位疱疹感染)　是新生儿全身疱疹感染包括致命性脑炎的病因。

近90%的人类单纯疱疹病毒性脑炎是由Ⅰ型引起,6%～15%系由Ⅱ型所致。单纯病毒Ⅰ型通过呼吸、唾液和性接触传播。Ⅱ型主要通过性接触传播,新生儿主要可通过胎盘或经产道感染,单纯疱疹病毒主要通过病毒先引起2～3周的口腔和呼吸道原发感染,通过血行播散及通过嗅神经和三叉神经进入脑内而致脑炎。

HSV-Ⅱ存在女性的阴道内,引起生殖器的感染,胎儿宫内感染罕见,若宫内感染则致胎儿畸形;绝大多数新生儿的单纯疱疹病毒性脑炎系HSV-Ⅱ引起,母亲分娩时,生殖道分泌物与胎儿接触是导致新生儿感染的主要原因。产妇生殖道HSV-Ⅱ原发感染引发疾病的危险性(30%～60%)远高于成人单纯疱疹病毒性脑炎-Ⅰ复发性疱疹感染(≤3%),儿童期发病的单纯疱疹病毒性脑炎多为病毒新近感染;HSV-Ⅱ还可通过性接触传播,HSV-Ⅱ原发感染常发生在青年人,HSV-Ⅱ也可引起成年人的无菌性脑膜炎。

【临床表现】

1.一般特征 单纯疱疹病毒脑炎发病呈非季节性,四季均可发病。任何年龄均可患病,50%以上病例发生于20岁以上的成人;原发感染的潜伏期为2～21 d,平均6 d;前驱期多有上呼吸道发炎症状,可有发热、全身不适、头痛、肌痛、嗜睡、腹痛和腹泻等症状。

2.脑实质受损 脑实质受损表现多急性起病,约1/4的患者可有口唇疱疹史,发病后患者体温可高达38.4～40.0 ℃,并有头痛、轻微的意识和人格改变,有时以全身性运动性发作或部分性运动性发作为首发症状。头痛、头昏和恶心、呕吐发生率占50%,精神异常发生率占75%,意识障碍发生率占83.3%。随后病情缓慢进展,精神症状表现突出,如注意力涣散、反应迟钝、言语减少、情感淡漠和表情呆滞,患者呆坐或卧床,行动懒散,甚至生活不能自理,或表现木僵、缄默,或有动作增多、行为奇特及冲动行为,智力障碍也较明显,部分患者可因精神行为异常为首发或唯一症状而就诊于精神科。急进型单纯疱疹病毒性脑炎,早期可出现严重意识障碍,短期死于脑水肿所致的脑疝。

3.神经局灶症状 发生率占85%,可表现偏盲、偏瘫、失语、眼肌麻痹、共济失调、多动(震颤、舞蹈样动作、肌阵挛)、脑膜刺激征等弥散性及局灶性脑损害表现。多数患者有意识障碍,表现意识模糊或谵妄,随病情加重可出现嗜睡、昏睡、昏迷或去皮质状态,部分患者在疾病早期迅即出现明显意识障碍。

4.癫痫发作　约 1/3 的患者可出现全身性癫痫发作或部分性癫痫发作,典型复杂部分性发作提示颞叶及额叶受损,单纯部分性发作继发全身性发作也较常见。重症患者因广泛脑实质坏死和脑水肿,引起颅内压增高,出现癫痫大发作,甚至脑疝形成而死亡。病程为数日至 2 个月。预后较差,病死率高,现因特异性抗 HSV 药物的早期应用,病死率有所下降。

5.皮肤黏膜单纯疱疹　本病 20% 的患者可出现皮肤黏膜单纯疱疹。部分患者发病初可仅有三叉神经分布区的疼痛。病程呈波动性进展,并可与结核性胸膜炎或隐球菌性脑膜炎合并存在。

【辅助检查】

1.实验室检查

(1)个别患者早期脑脊液(CSF)检查可正常。一般均为无色透明,外观清亮、压力升高,细胞数为$(20 \sim 200) \times 10^6/L$ 左右,多在 $0.4 \times 10^9/L$ 以下,多为淋巴及单核细胞,但早期也可多为中性粒细胞;由于脑组织病变的出血坏死性质,部分病例脑脊液含有较多的红细胞,可达$(50 \sim 500) \times 10^6/L$ 其至更多;蛋白质轻至中度增高,蛋白定量 $0.5 \sim 2.0$ g/L;糖含量正常或偏低。上述改变仅能提供感染性病变。

(2)聚合酶链反应(PCR)技术检测,对 HSV 病原诊断的敏感性极高,对早期诊断尤为重要,但在病初 $1 \sim 2$ d 及发病 $10 \sim 14$ d 后仍可出现假阴性。由于在 CSF 中 HSV 抗体出现较晚,一般在发病 1 周方易测得,但可存在数周至数月之久,故借以进行回顾性诊断仍有价值。

(3)血清应用间接免疫荧光法检测 HSV 抗体同样有助病原学诊断。免疫学检查可见血清中和抗体或补体结合抗体滴度逐渐增加到 4 倍以上;脑脊液的单纯疱疹病毒抗病毒抗体滴度>1∶80,早、晚期双份标本抗体滴度增加 4 倍以上。

(4)可应用免疫组织化学技术检测出病毒抗原;但临床推行脑活检的难度较大。病毒学检测是诊断本病的"金标准"。不过,在脑炎发病时,多数患者体表并不出现疱疹病损,脑脊液中亦往往难以检出病毒。虽然电镜下可在脑活检组织标本查见神经细胞核内包涵体及病毒颗粒;可应用 PCR 技术对脑脊液标本进行 HSV DNA 的检测,有助于早期诊断,但应注意其特异性问题。

2.脑电图检查 常出现弥漫性高波幅慢波,以单侧或双侧颞额区异常为明显,甚至可出现颞区的尖波和棘波。

3.影像学变化 CT扫描可正常,也可见局部低密度区;MRI有助于发现脑实质内长 T_1 长 T_2 信号的病灶。

4.脑组织病理学检查 光镜下显示脑组织病理学重要特征为出血性坏死,电镜下为核内 CowdryA 型包涵体,可见于坏死区或其附近的少突胶质细胞及神经细胞核内,一个细胞核内可有多个包涵体。病原学检查时,电镜下可发现细胞内病毒颗粒;亦可用脑组织标本做 PCR、原位杂交等检查病毒核酸或进行病毒分离与培养。

【治疗】

及早、足量、足程应用抗病毒治疗,抑制炎症、降颅压、积极对症和全身支持治疗、防止并发症等。

【护理措施】

(一)常规护理

1.一般护理 急性期患者应卧床休息,可适当抬高床头30°~45°,即半卧位,膝关节下垫一软枕使腿屈曲或两腿原样伸直,该种卧位对循环、呼吸的影响介于立位和卧位之间,患者感觉最舒适。在就餐前和餐后1 h内抬高床头,昏迷患者应予半俯卧位,即面向的一侧身体稍向上,上肢屈曲,下肢髋、膝关节稍屈曲,对侧上肢在旁侧伸展,下肢伸向前,这种体位可以防止昏迷患者呕吐,导致误吸、窒息,对循环系统的影响最小。有明显颅内高压的患者,应抬高床头10°~15°,以减轻脑水肿、改善头部血液供应。瘫痪患者每种体位不能超过2 h,应及时更换体位。伴有偏瘫的患者应将瘫痪肢体保持良好姿位,指导患者做各种关节的主动活动和被动活动,以防止关节挛缩,一般活动2~3次/d,15~20 min/次,在活动时手法要轻柔、活动不能快、不能粗暴、不能引起疼痛,否则拉伤肌肉、韧带和关节。有精神症状的患者起居活动时应随时有人在旁看护,协助完成日常生活的照顾。

2.饮食护理 给予易消化、高蛋白、富含维生素的饮食。蛋白质分配在三餐中的比例符合要求。若有精神症状的患者,可提供适当安全的进餐用具,协助进餐;若有意识障碍的患者,患者的病情多处于重危状态,此时的静态能量消耗一般占能量消耗的 75% ~ 100%，应在住院期间提供胃肠内营养支持。胃肠内营养支持可以改善患者的代谢反应、提高免疫力、减少炎症反应、保证热量的摄入、缩短住院时间。首先与医师及营养师共同建立摄入目标，教育患者的家属胃肠内营养支持的重要性，选择适合患者的营养供给途径，如胃管鼻饲。营养液应结合患者的病情、营养状况及对营养液的耐受情况选择，多用匀浆、要素饮食；要素饮食从低浓度小剂量开始，若无胃肠反应，每间隔 1 ~ 2 d 调整 1 次。

3. 心理护理　护士应主动向患者家属介绍疾病的有关知识，特别是对有精神症状的患者家属，以获得更多的社会支持。定时探视患者，态度和蔼，语言亲切。对木僵患者多给予鼓励，避免言语的不良刺激加重木僵状态，不在患者面前谈论病情及其他不利于患者的事情。

4. 高热的护理　患者发病后体温可高达 39 ~ 41 ℃，护士应清楚体温过高的危险因素，知道防止体温过高的方法并维持正常体温。监测体温，必要时监测白细胞计数，摄取足量的液体（至少 2 000 mL/d），体温超过 39 ℃时给予温水擦浴或冰袋物理降温，遵医嘱药物降温，观察降温效果并记录，做好口腔护理，每天 2 次以上，严格遵医嘱给予抗病毒的药物，保证药物浓度。

（二）专科护理

1. 颅内高压的护理　护理人员应清楚颅内压增高可能出现的后果，能准确判断并能采取相应的急救措施。密切观察有无颅内压增高的表现及脑疝形成的征象，遵医嘱用药，教会患者调整钠的摄入量，如低盐饮食。通过护理使患者脑组织灌注量保持最佳状态，不发生脑疝。

2. 精神异常的护理　护理人员应清楚精神症状的出现与额叶、颞叶等部位脑组织的损害有关，教育患者家属及其看护者，使他们知道患者的行为是一种病理状态，以获得更多的社会支持。如出现颞叶癫痫发作，应保证抗癫痫药物的正确使用，保证用药浓度，控制发作以减少患者的冲动行为，同时应加强对患者的防护；密切观察患者的语言和各种行为表现，如有无自伤或伤人行为，及时发现异常行为先兆，进行有效的护理干预；如对患者的行为适当给予限制，必要时专人看护，采取隔离或约束性保护；转移环境中的危险物品，减少环境中的各种刺激因素等；帮助患者保持个人卫生、做好饮食等生活护理；加强护患之间的交流，达到有效的沟通。无论哪种病理性行为，护理人员都应给予高度重视，发现有加重情况，应及时与医师联系，必要时请精神科会诊处置。

3. 运动和感觉障碍的护理 要维持患者的皮肤完整性,不出现破损、烧伤或压疮,测定危险因素和皮肤完整性的变化,视患者的具体情况制订翻身计划并具体落实。

4. 失语、眼肌麻痹、共济失调的护理 向患者详细介绍住院的环境,解释呼叫系统并评估患者运用的能力;移去危险物品,将患者安置在可水平升降的床位,夜间保持床在最低水平并支起护栏防护;失语患者应评估患者的失语类型,建立交流方式达到有效沟通。

5. 抗病毒药的护理 护士应掌握常用抗病毒药物的作用及不良反应,以便针对性地进行健康教育指导。这类药物中应首选阿昔洛韦,本药为一种鸟嘌呤衍生物,分子量小,容易通过血-脑脊液屏障,对单纯疱疹病毒Ⅰ型、Ⅱ型有抑制作用,能抑制细胞内正在复制的 DNA 病毒的合成,达到抗 HSV 的作用。但因本药呈碱性,与其他药物混合容易引起 pH 值改变,用药时应尽量避免其配伍禁忌,注意用前临时配药。不良反应有变态反应、恶心、呕吐、腹痛、下肢抽搐、舌及手足麻木感,血尿素氮、血清肌酐值升高、肝功能异常等,一般在减量或中止给药后缓解。

6. 免疫治疗药的护理 干扰素是细胞病毒感染诱生的一组活性糖蛋白,具有广谱抗病毒活性作用,而对宿主细胞损害小;转移因子可使正常淋巴细胞致敏而活化为免疫淋巴细胞;肾上腺糖皮质激素则是常在存在病毒引起的变态反应性脑损害时才使用,进行大剂量冲击疗法。

【健康指导】

1. 活动指导 如在住院期间出现的症状已基本恢复,在医嘱休息结束后,患者要合理安排好作息时间,生活有规律,保持良好的心理状态。如患者出院时仍有不同程度的活动障碍,教会患者如何更换体位,保持床铺平整、清洁、干燥,在康复师的指导下进行肢体功能锻炼,配合针灸、理疗;有精神症状者,外出活动必须有家人陪同,并佩戴注明姓名、疾病名称、家庭住址及电话号码的卡片。

2. 个人卫生 养成良好的个人卫生习惯,无沐浴的禁忌,教会患者如何保持个人卫生。

3. 语言训练 在康复师指导下进行阅读、认物体名称等训练,从单音节开始,逐渐增加词汇。

4.用药和就诊　遵医嘱服药,定期随诊以指导维持用药量的调整和观察用药反应。

第七节　脑囊虫病

脑囊虫病是因食入带有猪绦虫卵的食物而感染,由猪绦虫蚴虫(囊尾蚴)寄生脑组织形成包囊而发病。脑内囊虫的数量由单个至数百个。青壮年占多数,50%～70%囊虫病者可有中枢神经系统寄生虫感染,也是我国北方症状性癫痫常见的病因之一。囊尾蚴还寄生于肌肉、皮下组织及眼等部位。

【病因及发病机制】

因人食入被虫卵污染的食物,或是因不良卫生习惯虫卵被摄入人体内致病,少见原因为肛门-口腔转移而形成的自身感染或者是绦虫的节片逆行入胃,虫卵进入十二指肠内孵化逸出六钩蚴,蚴虫经血液循环分布全身并发成囊尾蚴,有不少囊尾蚴寄生在脑内。使用受感染的猪肉不能感染囊尾蚴,仅引起绦虫感染。

【临床表现】

根据包囊存在的位置不同,临床表现可分为4种基本类型:脑实质型、蛛网膜型(或脑膜性)、脑室型和脊髓型。最常见的临床表现是癫痫发作、高颅内压所致头痛和视神经盘水肿,以及脑膜炎症状和体征。

1.脑实质型　临床发作症状与包囊所寄生的位置有关。位于皮质的包囊引起全身性发作和部分性发作,30%～40%的患者癫痫发作是唯一症状,也可出现偏瘫、感觉缺失、偏盲和失语;位于额叶或颞叶等部位可发生痴呆、精神症状。小脑的包囊引起共济失调,血管受损后可引发卒中。

2.蛛网膜型　脑膜的包囊破裂或死亡可引起头痛、交通性脑积水和虚性脑膜炎等表现;包囊在基底池内可引起阻塞性脑积水;脊髓蛛网膜受累可出现蛛网膜炎和蛛网膜下隙完全阻塞。上述均可出现颅内压增高的临床表现,头痛、呕吐、脑膜刺激征阳性。

3. 脑室型 包囊寄生在脑室,在第 3 和第 4 脑室内可阻断脑脊液循环,导致阻塞性脑积水。包囊可在脑室腔内移动,至第 4 脑室正中孔突然阻塞,导致脑压突然增高,引起眩晕、呕吐意识障碍及跌倒发作,或少数患者可在没有任何前驱症状的情况下突然死亡。该型患者常发生蛛网膜下隙粘连。

4. 脊髓型 少见,可在颈胸段出现硬膜外的损害。

【辅助检查】

1. 血常规 多数患者白细胞总数正常,少数可达 $10 \times 10^9/L$,嗜酸性粒细胞可高达 15% ~ 50%,大便检查发现绦虫卵可作为间接证据。

2. 脑脊液压力 脑脊液压力正常或升高,脑膜炎型白细胞增高可达 $10 \times 10^6/L$,以淋巴细胞为主,嗜酸性粒细胞增高,蛋白定量正常或轻度增高,糖、氯化物正常。

3. 免疫学检查 用囊尾蚴抗原检测脑脊液中的特异性抗体,对本病的诊断有定性意义。

4. 脑电图 对癫痫患者有诊断价值,可见弥散和局灶性异常波形,表现为高幅/低幅慢波、尖慢波或棘-慢复合波。

5. 头部 CT 脑囊虫头部 CT 所见主要为集中或散在的直径为 0.5 ~ 1.0 cm的圆形或卵圆形阴影,有高密度、低密度、高低混杂密度病灶,增强扫描头节可强化。

6. 头部 MRI 检查 对脑囊虫更有诊断价值,阳性发现和可靠性更优于CT,根据囊虫感染的先后时间不同,可分为 4 期。根据各期的变化不同,可分辨出囊虫的存活和死亡。

(1)活动期:T_1加权像囊虫呈圆形低信号,头节呈点状或逗点状高信号;T_2加权像囊虫呈圆形高信号,头节呈点状低信号。

(2)退变死亡期:T_1加权像水肿区低信号内有高信号环或环节,或仅有低信号区;T_2加权像水肿区高信号,内有低信号环或结节。

(3)非活动期:T_1、T_2加权像上多呈圆形低信号。

(4)混杂期:T_1、T_2加权像上均呈混杂密度病灶。

7. 脑组织活检 手术或 CT 立体定向取病灶脑组织活检可发现囊虫。

【治疗】

1. 治囊虫

(1)阿苯达唑:15~20 mg/(kg·d),连用 10 d。

(2)吡喹酮:1 个疗程总量 300 mg/kg,从小剂量开始渐增剂量,每日不超过 1 g。

可选择这 2 种药的 1 种,每日剂量分 2~3 次服用,间隔 1~3 个月再行第 2 个疗程,一般 3~4 个疗程即可,病灶多者需 6~8 个疗程。

2. 驱绦虫　疑有绦虫存在,选择下列 1 种驱虫方法。

(1)槟榔和南瓜子炒熟:120 g 南瓜子,带皮晨起空腹食入,2 h 后服入 120 g 槟榔的生药水煎剂,2.5 h 后再服 50% 硫酸镁 50 mL。

(2)氯硝柳胺:晨起空腹嚼碎,口服 1 g,1 h 后再如法服 1 g。

3. 对症治疗　根据病情选用抗癫痫药,如卡马西平 0.1 g,每天 3 次或丙戊酸钠 0.2 g,每天 3 次及肾上腺糖皮质激素(地塞米松或泼尼松龙)。若颅压高,加用甘露醇、甘油果糖、呋塞米等脱水剂。

4. 手术　脑室囊虫可手术摘除,脑积水者宜行脑脊液分流术。

【护理措施】

(一)常规护理

1. 一般护理　急性期患者应卧床休息,可适当抬高床头 30°~45°,即半卧位,膝关节下垫一软枕使腿屈曲或两腿原样伸直,该种卧位对循环、呼吸的影响介于立位和卧位之间,患者感觉最舒适;在就餐前和餐后 1 h 内抬高头;昏迷患者应予半俯卧位,即面向的一侧身体稍向上,上肢屈曲,下肢髋、膝关节稍屈曲,对侧上肢在旁侧伸展,下肢伸向前,这种体位可以防止昏迷患者呕吐物导致误吸、窒息,对循环系统的影响最小;有明显颅内高压的患者,应抬高床头 10°~15°,以减轻脑水肿、改善头部血液供应;瘫痪患者每种体位不能超过 2 h,应及时更换体位。伴有偏瘫的患者应将瘫痪肢体保持良好姿位,指导患者做各种关节的主动和被动活动,以防止关节挛缩,一般活动 2~3 次/d,15~20 min/次,在活动时手法要轻柔、活动不能快、不能粗暴、不能引起疼痛,否则拉伤肌肉、韧带和关节。有精神症状的患者起居活动时应随时有人在旁看护,协助完成日常生活的照顾。

2.饮食护理 给予易消化、高蛋白、含丰富维生素的饮食。蛋白质分配在三餐中比例符合要求。若有精神症状的患者,可提供适当安全的进餐用具,协助进餐;若有意识障碍的患者,患者的病情多处于重危状态,此时的静态能量消耗一般占能量消耗的75%～100%,应在住院期间提供胃肠内营养支持。胃肠内营养支持可以改善患者的代谢反应、提高免疫力、减少炎症反应、保证热量的摄入、缩短住院时间。首先与医师及营养师共同建立摄入目标,教育患者的家属胃肠内营养支持的重要性,选择适合患者的营养供给途径,如胃管鼻饲。营养液应结合患者的病情、营养状况及对营养液的耐受情况选择,多用匀浆、要素饮食;要素饮食从低浓度小剂量开始,若无胃肠反应,每间隔1～2 d调整1次。

3.高热的护理 患者发病后体温可高达39～41 ℃,护士应清楚体温过高的危险因素,指导患者防止体温过高的方法并维持正常体温。采取的措施有监测体温,每4 h测量一次体温,必要时监测白细胞计数;摄取足量的液体(至少2 000 mL/d);体温超过39 ℃时给予温水擦浴或冰袋物理降温;遵医嘱药物降温,观察降温效果并记录;做好口腔护理,每天2次以上;严格遵医嘱给予抗病毒药物,保证药物浓度。

4.心理护理 护士应主动向患者及家属介绍疾病及其康复的相关知识,态度和蔼,语言亲切。鼓励家人定时探视患者,营造良好的感情氛围,以增强患者康复的信心。

(二)专科护理

1.颅内高压的护理 护理人员应清楚颅内压增高可能出现的后果,能准确判断并能采取相应的急救措施;遵医嘱用药;教会患者调整钠的摄入量,如低盐饮食;通过护理使患者脑组织灌注量保持最佳状态,不发生脑疝。

2.运动和感觉障碍的护理 要维持患者的皮肤完整性,不出现破损、烧伤或压疮,测定危险因素和皮肤完整性的变化,视患者的具体情况制订翻身计划并具体落实。

3.失语、眼肌麻痹、共济失调的护理 向患者详细介绍住院的环境,解释呼叫系统并评估患者运用的能力;移去危险物品,将患者安置在可水平升降的床位,夜间保持床在最低水平并支起护栏防护。失语患者应评估患者的失语类型,建立交流方式达到有效沟通。

4.精神异常的护理　护理人员应清楚精神症状的出现与额叶、颞叶等部位脑组织的损害有关,教育患者家属及其看护者,使他们知道患者的行为是一种病理状态,以获得更多的社会支持。如出现颞叶癫痫发作,应保证抗癫痫药物的正确使用,保证用药浓度,控制发作以减少患者的冲动行为,同时应加强对患者的防护。帮助患者保持个人卫生、做好饮食等生活护理,加强护患之间的交流,达到有效的沟通。无论哪种病理性行为,护理人员都应给予高度重视,发现有加重情况,应及时与医师联系,必要时请精神科会诊处置。

5.抗寄生虫药的药物护理　常用广谱抗寄生虫药有吡喹酮和阿苯达唑。根据患者囊尾蚴的部位及数量情况,决定用药的剂量与速度,应先从小剂量开始,且在第1个疗程中的用药反应观察最重要,因为用药后囊尾蚴死亡,可释放出大量异蛋白抗原而引起急性炎症反应和脑水肿,并出现全身多系统的伴发症状,导致颅内压急剧增高或脑疝形成,用药过程中必须严密监测。

6.糖皮质激素与脱水剂的药物护理　使用脱水剂治疗时应快速脱水,并注意同时补充液体和电解质,以加速代谢产物及药物的排出,防止水、电解质平衡紊乱。使用糖皮质激素治疗时应注意补钾、补钙,护胃以防止消化道出血。

【健康指导】

1.卫生指导　养成良好的卫生习惯,不吃生食和不洁食品,教会患者如何保持个人皮肤卫生,养成洗手的习惯,如饭前便后要洗手。

2.活动指导　要合理安排好作息时间,劳逸结合,保持良好的心态。有继发性癫痫发作的患者要随身携带个人卡片,禁止从事高空、机械操作等危险作业,防止受伤和意外发生。

3.用药和就诊　遵医嘱正确服药,定期到感染专科或寄生虫病门诊随诊,以指导维持用药量的调整,并注意观察用药反应;如出现抽搐应到神经内科就诊。

第八节　蛛网膜下腔出血

颅内动脉瘤破裂引起的蛛网膜下腔出血(subarachnoid hemorrhag,SAH)是出血性脑血管病常见的 1 个类型,是神经科最常见的急重症之一,发病率约占所有脑卒中的 5%。经常合并很高的致残率和死亡率,给社会和家庭造成了沉重的经济负担。在患者疾病的发展过程中,早期诊断、早期治疗及加强护理工作是提高其救治成功率的关键。

【定义及诊断标准】

(1)SAH 通常指颅内血管破裂后,血液流入蛛网膜下腔,临床上分为外伤性与非外伤性两大类。非外伤性 SAH 又称为自发性 SAH,是一种常见且致死率极高的疾病,病因主要是动脉瘤,约占全部病例的 85%。由于其他原因的 SAH 的资料相对缺乏,故针对非外伤性、动脉瘤性 SAH 的阐述是本部分内容的重点。

(2)《中国蛛网膜下腔出血诊治指南》诊断和评估标准推荐如下。①对于突发剧烈头痛伴脑膜刺激征的患者应高度怀疑 SAH 诊断。②对可疑 SAH 患者应首选 CT 检查,建议发病后尽快完善头颅 CT 检查。③若 CT 结果为阴性,腰椎穿刺检查将有助于进一步明确诊断。④SAH 评分有助于评估预后及采取不同的治疗手段。SAH 早期应该应用 GCS 等工具进行评价。Hunt-Hess 量表(表 4-1)简单方便,临床常在选择手术时参考。在预后评估方面,动脉瘤性 SAH 入院患者预后(PAASH)量表(表 4-2)比世界神经外科医师联盟(WFNS)量(表 4-3)的效能更好。⑤CT 机做的血管造影(CTA)可以作为 SAH 的主要的辅助诊断检查,帮助指导制订动脉瘤治疗方案;若 CTA 未发现出血病因,推荐应进行数字减影血管造影机下完成的脑血管造影(DSA)检查。⑥建议有条件时进行高质量的旋转造影和 3D-DSA 检查以进一步明确出血病因及确定治疗方案。⑦在 DSA 不能及时实施时,可予 CTA 或磁共振机做的脑血管造影(MRA)检查。⑧对于无明显诱因出现头痛、癫痫或局灶性神经功能障碍的可疑 SAH 患者,建议完善 CT 平扫、CTA 和(或)MRI 及 MRA 等检查,必要时行 DSA 检查以排除动脉瘤以外的其他病因。

⑨首次 CTA 或 DSA 未发现动脉瘤或其他责任病灶时,可以在发病后 2~4 周复查血管影像学检查。

表4-1 Hunt-Hess 量表

分数/分	临床表现
1	无症状或轻度头痛,轻度颈项强直
2	中等至重度头痛,颈项强直或脑神经麻痹
3	嗜睡或混乱,轻度局灶神经功能损害
4	昏迷,中等至重度偏瘫
5	深昏迷,去脑强直,濒死状态

注:对于严重的全身性疾病(如高血压肾病、糖尿病、严重动脉硬化、COPD)或血管造影发现严重血管痉挛者,评分加1分。

表4-2 PAASH 量表

级别	标准	转归不良患者比例
I	GCS 15	14.8%
II	GCS 11~14	41.3%
III	GCS 8~10	74.4%
IV	GCS 4~7	84.7%
V	GCS 3	93.9%

表4-3 WFNS 量表

WFNS 分级	GCS 评分/分	重要功能缺损	注释
0	—	无局灶性缺损	未破裂动脉瘤
1	15	无局灶性缺损	对应 Hunt-Hess 级的 1、2 级
2	13~14	无局灶性缺损	对应 Hunt-Hess 分级的 3(2)级
3	13~14	伴有局灶性缺损	对应 Hunt-Hess 分级的 3 级
4	7~12	有或无局灶性缺损	对应 Hunt-Hess 分级的 4(3)级
5	3~6	有或无局灶性缺损	对应 Hunt-Hess 分级的 4 级

【治疗】

2019 年修订的《中国蛛网膜下腔出血诊治指南》对蛛网膜下腔出血的治疗方案进行了更新,对其治疗策略总结如下。

(1)呼吸监护,注意保持呼吸道通畅,给予吸氧,必要时气管插管,保持正常血氧饱和度。

(2)注意监测血压,再出血与血压波动的关系较血压本身更密切,但血压过低容易诱发缺血性损伤,保持收缩压<160 mmHg 和平均动脉压>90 mmHg。

(3)重视心电监护,采取积极的预防措施,保护心功能。因为心电图异常与患者预后显著相关。

(4)注意水、电解质平衡,SAH 后发生低钠血症的概率为10% ~30% ,低钠血症与过度的尿钠排泄可引起低血容量,而延迟性缺血性神经功能缺损的发病率上升与体液减少相关,而且后者与脑血管痉挛也存在一定联系。因此,要注意及时诊治低钠血症。

(5)血糖的增高是 SAH 患者预后不良的相关因素,评分差的危重 SAH 患者,即使血糖正常,也存在脑内能量代谢危机和乳酸/丙酮酸比值的增高。一般建议空腹血糖需控制在 10 mmol/L 以下,同时应避免低血糖。

(6)发热时予对症处理,但是亚低温(33 ℃)治疗存在争议。

(7)连续脑电监测有助于预测迟发性脑缺血发生。

(8)头痛影响患者的情绪和睡眠时,应给予止痛治疗。

(9)注意深静脉血栓形成和肺栓塞(PE)等并发症,尤其是有意识障碍的危重患者。

(10)蛛网膜下腔出血的手术治疗:①尽早进行病因学治疗。②血管内治疗和夹闭术治疗均可降低动脉瘤再破裂出血风险。③栓塞术和夹闭术均可治疗动脉瘤,推荐首选栓塞治疗以改善患者长期功能和预后。④推荐尽可能完全闭塞动脉瘤。⑤倾向于推荐栓塞术的因素包含年龄>70 岁、不存在有占位效应的血肿、动脉瘤相关因素(后循环动脉瘤、窄颈动脉瘤、单叶形动脉瘤);倾向于推荐夹闭手术的因素包含年龄较轻、合并有占位效应的血肿、动脉瘤相关因素(大脑中动脉及胼周动脉瘤、瘤颈宽、动脉瘤体直接发出血管分支、动脉瘤和血管形态不适于血管内弹簧圈栓塞术)。⑥支架辅助血管内治疗的患者,围手术期应使用抗血小板药物治疗,完善血小板功能检查。

⑦对脑动静脉畸形破裂所致 SAH 患者,应给予积极治疗,尽可能完全消除畸形血管团。对于中、大型动静脉畸形,若不能单次完全消除,可考虑分次栓塞、靶向栓塞、姑息性栓塞。

(11)预防再出血:①针对病因进行治疗是预防再出血的根本措施。②卧床休息。③对于需要推迟闭塞的动脉瘤,再出血风险较大且没有禁忌证的患者,短期内(<72 h)使用氨甲环酸或氨基己酸以降低再出血是合理的。④对于不明原因的 SAH、不愿意手术的患者使用氨甲环酸或氨基己酸等止血药是合理的,但要谨防深静脉血栓形成。

(12)血管痉挛的监测和治疗:①推荐使用尼莫地平以改善 SAH 的预后,其他钙通道阻滞剂,无论是口服还是静脉注射,疗效均不确切。②建议维持体液平衡和正常循环血容量,以预防迟发性脑缺血。③可采用经颅多普勒(TCD)技术检测血管痉挛的发生。④脑灌注成像有助于识别。

(13)脑积水的管理:①对于急性症状性脑积水的患者可行脑脊液分流术。②应进行永久性脑脊液分流术来治疗 SAH 导致的慢性症状性脑积水。

(14)癫痫:①对有明确癫痫发作的患者必须给予药物治疗,但不主张预防性使用抗癫痫药物。②不推荐常规长期使用抗癫痫药物,但对于有迟发性癫痫危险因素的患者,若先前曾有癫痫、脑出血、脑梗死、大脑中动脉动脉瘤破裂等,可考虑长期使用抗癫痫药物。

【护理措施】

SAH 是一种严重危及生命的疾病,早期、积极、专业的治疗及加强重症监护可改善其神经系统预后。ICU 的护士在影响患者结局方面起着重要作用,因为他们最有可能识别神经系统衰退并提供快速干预。具体 ICU 监测及护理重点如下。

(一)呼吸道管理

1.气道护理　保持呼吸道通畅,根据缺氧情况给予吸氧或呼吸机辅助通气,按需吸痰,及时清除患者口鼻腔、气管内分泌物,定时更换体位。

2.镇静镇痛护理　持续静脉泵入镇静镇痛药物,做好镇痛镇静评估,根据评分调整药物剂量,预防躁动,减少耗氧量。

3.管路护理　妥善固定气管插管、呼吸机管路等,检查并记录置管深度、固定情况等,班班交接,以免发生不良事件。

4.预防肺部感染　定时协助患者翻身、拍背,痰多黏稠不易咳出患者给予雾化吸入,遵医嘱尽早、合理、适量使用抗生素。

（二）心理护理

绝大多数患者 SAH 后会出现不同程度的紧张、焦虑、烦躁不安等心理问题,进而使得交感神经兴奋,加重血管痉挛、引起血压升高及诱发动脉瘤破裂出血。对 SAH 患者给予针对性的心理干预以减轻其焦虑情绪,对疾病的康复具有积极作用。向患者和家属详细介绍动脉瘤破裂的各种诱因,使其理解保持情绪稳定的重要性;限制探视人员,以免引起患者紧张、过度兴奋等不良情绪,避免消极或刺激性语言;介绍成功病例,请治愈或恢复良好的患者现身说教;增加战胜疾病的信心。必要时遵医嘱给予镇静治疗。同时关注家属的心理变化,积极解答家属提出的问题,使其保持良好的情绪,家属给予患者的心理支持尤为重要。

（三）密切观察病情

SAH 患者再出血及血管痉挛均可引起严重的并发症,甚至死亡。严密观察患者的生命体征、血氧饱和度、中心静脉压、意识、瞳孔、语言和肢体运动情况等;避免引起血压和 ICP 增高的因素,如用力排便、情绪激动、打喷嚏等;加强对血管痉挛发生高危因素的评估,发现患者再次出现炸裂样头痛、动眼神经麻痹、意识障碍加深、新的神经受损或者原有的症状体征加重等,提示动脉瘤正在扩大并有再次破裂的危险或者已经发生了血管痉挛。TCD 检测无创伤且可连续多次重复,能及时了解、评估患者血管痉挛情况,及时予以治疗,并可评估治疗的效果。

（四）营养及内环境管理

SAH 患者大多处于应激（高分解、高代谢）状态,能量消耗剧增,昏迷患者无法经口进食,从而引起不同程度的营养不良。及时给予患者鼻饲肠内营养,可有效改善患者的营养状况,有利于其快速康复。SAH 患者容易出现酸碱平衡及电解质紊乱,其中 1/3 的患者会出现低钠血症,严重影响患者的住院时间及预后。由于 SAH 患者常需要高渗液体治疗来控制 ICP,因而会导致高钠血症的发生。准确记录患者出入量及能量摄入量,判断体液平衡状况。了解患者肝肾功能以及电解质变化,必要时行血气分析。

（五）体温管理

大多数 SAH 患者会出现体温升高,其与死亡率和神经系统预后较差显著相关。一旦发现患者体温异常,应及时处理并向医师汇报。

(六)血压管理

对既往无原发性高血压史者,可将患者的收缩压控制在高于基础血压10～20 mmHg 的水平以提高脑灌注压,密切关注其临床症状,监测有无心肌缺血现象出现;既往有原发性高血压史的患者,须遵医嘱应用药物缓慢降压,保持血压稳定,避免血压过低或骤然升高。

(七)血糖管理

SAH 患者常常出现高血糖症,与不良预后独立相关,同时,50% 以上的SAH 患者在最低葡萄糖<8 mmol/L(90 mg/dL)时也有不利的预后。因此,早期纠正高血糖是合理的,同时避免低血糖症。

(八)头痛管理

头痛是 SAH 患者早期最突出的临床表现,不仅增加患者痛苦,还可引起一系列的病理生理反应,如血压升高、颅压升高等,进而可能导致动脉瘤再破裂。对于轻症患者,及时向患者及家属讲解 SAH 引起头痛的原因,指导患者进行腹式呼吸,分散其注意力,也可通过按摩头部、全身放松等方式缓解疼痛带来的不适;重症患者可根据患者疼痛程度实施规范化镇痛治疗。

◀◀ 第九节　癫痫持续状态

癫痫发作的死亡率仅位于脑血管病之后,是急诊就诊者的主要死亡原因。癫痫持续状态(status epilepticus,SE)的发生率约占癫痫发作的 10%,是临床常见的急危重症。其中全面性惊厥性癫痫持续状态(generalized convulsive status epilepticus,GCSE)具有潜在致死性,如何采取有效手段迅速终止临床发作和脑电图显示的痫样放电是降低死亡率和改善预后的关键。SE 起病急且病情重、进展快,可导致患者神经元或者网络损伤,甚至坏死,给患者造成近期及远期严重不良后果。未获及时医疗救治者轻则形成不可逆性脑神经损伤,重则威胁生命。而及时进行规范药物治疗,同时给予呼吸循环等系统化支持,可防治持续抽搐发作引起脑和其他重要脏器功能不可逆性损伤,有效改善患者预后。故而必须对该类患者进行及时有效的控制干预,以降低其高致残率和高死亡率。

【SE 定义及分类】

传统的定义认为,SE 为一次癫痫发作持续 30 min 以上,或频繁发作且间歇期意识未能恢复。2015 年国际抗癫痫联盟(ILAE)新版指南进行了新的定义及分类,将 SE 定义为终止癫痫发作的机制失效或新的致痫机制导致了异常持久的痫性发作,可能造成长期损伤,引起神经元损害甚至死亡、神经网络结构改变等较严重的后果。根据有无抽搐发生,SE 可分为以下两大类。

1.惊厥性癫痫持续状态　发作时以全身或者局部肌肉抽搐为主,伴意识丧失,临床上此类型多见。根据惊厥发作类型进一步分为全面性及局灶性。

2.非惊厥性癫痫持续状态　发作时以意识障碍和(或)精神行为异常为主要表现,无肌肉抽搐。

【治疗】

2016 年美国癫痫学会(AES)基于循证医学证据,对 CSE 的规范化治疗提出推荐意见,建议按癫痫发作时间进行阶段处理,以成人 CSE 为例。

(1)稳定阶段(≤5 min):应启动有效的急救措施,如保持呼吸道通畅、呼吸循环监测、心电监护、建立静脉通路等。

(2)初步治疗阶段(5~20 min):推荐使用苯二氮䓬类作为初始治疗,包括肌注咪达唑仑(无静脉通路)、静脉注射地西泮或劳拉西泮。

(3)第二治疗阶段(20~40 min):如癫痫持续发作,可选择静脉内滴注丙戊酸钠、左乙拉西坦、磷苯妥英等,若均不可选,则推荐静脉用苯巴比妥。

(4)第三治疗阶段(>40 min):若仍有发作,重复第二阶段疗效,或使用麻醉剂量的咪达唑仑、戊巴比妥、丙泊酚等,但需持续脑电监测。

(5)GCSE 患者常出现呼吸抑制、循环抑制、肝功能损伤和骨髓功能抑制等。因此需加强脑保护措施,特别是脑水肿的监测与降颅压药物的合理应用。其他需加强循环功能、肝功能及骨髓功能等的监测与保护。

【护理措施】

(一)建立静脉通路,遵医嘱正确使用抗癫痫药物

注意观察用药效果和有无出现呼吸抑制、肾脏损害等不良反应。监测患者德巴金等抗癫痫药物血药浓度、血常规及血生化检验指标,及时汇报医师并尽早处理可能的药物不良反应。

(二)保持气道通畅,给氧

SE 发作时,头偏于一侧,解开患者上衣领口,将缠绕纱布的压舌板置于一侧口角上下牙齿间,活动性义齿及时取出;迅速轻柔吸除患者口鼻内分泌物及呕吐的消化道内容物;积极纠正可能存在的脑缺血,给予面罩或鼻导管高流量氧气(5 L/min)吸入;必要时行气管插管或气管切开,解除气道痉挛导致的呼吸道梗阻,同时密切监测血气分析结果和血氧饱和度,及时调整呼吸支持参数;排除地西泮等药物对心肺功能的中枢性抑制。

(三)病情观察

密切观察患者的生命体征、脉搏氧饱和度及意识、瞳孔的变化,注意发作过程中有无心率增快、血压升高、呼吸减慢或暂停、瞳孔散大、牙关紧闭、大小便失禁等;观察并记录发作的类型、发作频率与发作起始和持续时间;观察发作停止后患者意识完全恢复的时间,有无头痛、疲乏及行为异常。

(四)减轻脑水肿

在保证高流量吸氧前提下,床头抬高 30°,可常规给予脱水剂甘露醇、呋塞米等,加强巡视,观察患者生命体征,积极防治可能危及生命的脑疝。

(五)安全护理

1. 发作期安全护理　立即平卧,采取保护措施,避免意外受伤;活动状态时发作,应立即将患者缓慢置于平卧位,防止外伤,切忌用力按压患者抽搐肢体,以防骨折和脱臼;用棉垫或软垫对跌倒时易擦伤的关节加以保护;SE、极度躁动或发作停止后意识恢复过程中有短时躁动的患者,应由专人守护,使用保护性床档,必要时予以保护性约束。

2. 发作间歇期安全护理　给患者创造安全、安静的休养环境,保持室内光线柔和、无刺激;床两侧加放床档必要时床档加保护套。

(六)有效干预患者高热症状

发热可使脑组织的基础代谢率增高,脑组织需氧量增加,导致脑水肿加重,降温是减轻脑水肿、保护脑组织的必要措施。依据不同发热程度,采取药物降温、温水擦浴、冰帽等,同时密切关注患者可能的寒战症状。

第五章 内分泌系统疾病患者的护理

◀◀ 第一节 糖尿病患者

糖尿病(DM)是一种常见的内分泌代谢疾病,是由多种原因引起胰岛素分泌或作用的缺陷,或两者同时存在而引起的以慢性高血糖为特征的代谢紊乱综合征。除碳水化合物外,尚有蛋白质、脂肪代谢紊乱和继发性水、电解质紊乱。久病可引起多系统损害,导致眼、肾、神经、心脏、血管等组织的慢性进行性病变,引起功能缺陷及衰竭。重症或应激时可发生酮症酸中毒、高渗性昏迷等急性代谢紊乱。

糖尿病患者的数量正随着人口老化、生活方式的改变和生活水平的提高而迅速增加。据国际糖尿病联盟(IDF)统计:2011年全世界糖尿病患者数已达3.66亿,较2010年的2.85亿增加近30%。我国糖尿病患病率也呈快速增长趋势。糖尿病已成为严重威胁人类健康的世界性公共卫生问题。

【病因和发病机制】

糖尿病病因和发病机制复杂,至今未完全阐明。目前公认糖尿病不是唯一病因所致的单一疾病,而是复合病因的综合征,与遗传、自身免疫和环境等因素有关。

1.1型糖尿病　绝大多数1型糖尿病是自身免疫性疾病,遗传和环境因素共同参与其发病过程。目前认为1型糖尿病的发生、发展可分为6个阶段。

(1)第1期(遗传学易感性):人类白细胞抗原(HLA)位于第6对染色体短臂,是一组密切联系的基因群。研究发现1型糖尿病与某些特殊HLA类型有关。*HLA-D*基因决定了1型糖尿病患者的遗传易感性,但其发病常依赖于多个易感基因的共同参与及环境因素的影响。

（2）第2期（启动自身免疫反应）：病毒感染作为重要的环境因素之一，与1型糖尿病发病有明显关系。已知与1型糖尿病有关的病毒有柯萨奇病毒、腮腺炎病毒、风疹病毒、巨细胞病毒和脑炎心肌炎病毒等。在发病机制上，认为病毒感染可直接损伤胰岛组织引起糖尿病；也可能损伤胰岛组织后，诱发自身免疫反应，进一步损伤胰岛组织引起糖尿病。此外，细胞免疫在发病中也起重要作用。但病毒感染的易感性和自身免疫反应又都为遗传因素所决定。

（3）第3期（免疫学异常）：目前认为1型糖尿病在发病之前常经过一段糖尿病前期，这时患者的胰岛素分泌功能虽然尚维持正常，但由于处在自身免疫反应活动期，循环中会出现一组自身抗体，主要包括胰岛细胞自身抗体（ICA）、胰岛素自身抗体（IAA）和谷氨酸脱羧酶自身抗体（GAD65）。

（4）第4期（进行性胰岛B细胞功能丧失）：这一期的病程长短在不同病例差异较大，通常先有胰岛素分泌第1相降低，以后随着B细胞群减少，胰岛分泌功能下降，血糖逐渐升高，最终发展为临床糖尿病。

（5）第5期（临床糖尿病）：此期患者有明显高血糖，出现糖尿病的部分或典型症状。

（6）第6期（1型糖尿病发病多年后）：多数患者胰岛B细胞完全破坏，胰岛素水平极低，失去对刺激物的反应，糖尿病的临床表现明显。

2.2型糖尿病　与遗传和环境因素的关系更为密切。目前认为2型糖尿病的发生、发展可分为4个阶段。

（1）遗传易感性

1）遗传倾向：一系列分子生物学技术和分子遗传学研究表明，2型糖尿病具有更强的遗传倾向。现一致认为2型糖尿病不是单一疾病，而是多基因疾病，具有广泛的遗传异质性。

2）环境因素：包括人口老龄化、都市化程度、营养因素、中央型肥胖（又称腹内型或内脏型肥胖）、体力活动不足、子宫内环境以及应激、化学毒物等。

3）"节约基因"学说：认为人在食物不足的环境中，可节省能量以适应恶劣环境。当食物充足时，"节约基因"可使人肥胖，导致胰岛素分泌缺陷和胰岛素抵抗，成为诱发糖尿病的潜在因素之一。

（2）胰岛素抵抗和胰岛素分泌缺陷：胰岛素抵抗是指机体对一定量的胰

岛素的生物学反应低于预计正常水平的一种现象。胰岛素抵抗和胰岛素分泌缺陷(包括两者的相互作用)是2型糖尿病发病机制的两个基本环节和特征,并与动脉粥样硬化性心血管疾病、高血压、血脂异常、内脏型肥胖等有关,是"代谢综合征"的成分之一。胰岛素抵抗是2型糖尿病临床过程中的早期缺陷,处于这个阶段的患者,血胰岛素水平可正常或高于正常,但它与胰岛素受体的结合能力以及结合受体后的效应均减弱,胰岛素介导下的肌肉和脂肪组织摄取葡萄糖的能力降低,同时肝脏葡萄糖生成增加。为了克服这种情况,胰岛素分泌率增高,但仍然不能使血糖恢复正常的基础水平,最终会导致高血糖。另一变化是胰岛素分泌异常,2型糖尿病患者胰岛素分泌反应缺陷,第一分泌相缺失或减弱,第二相胰岛素高峰延迟,因此有些患者在此阶段表现为餐后低血糖。随着病情进展,血糖可逐渐升高。开始时,餐后高血糖刺激的胰岛素水平升高能使空腹血糖恢复正常,但随着胰岛素B细胞功能缺陷的加重,可发展为空腹高血糖。持续高血糖的刺激促进高胰岛素血症的发展,使胰岛素受体数目下降,亲和力降低,加重胰岛素抵抗。

(3)糖耐量减低(IGT)和空腹血糖调节受损(IFG):广泛认为,大部分2型糖尿病患者均经过IGT阶段,每年有1%～5%的IGT发展成为2型糖尿病,高者可达12%。目前认为IGT和IFG均为发生糖尿病的危险因素,是发生心血管病的危险标志。

(4)临床糖尿病:此期可无明显症状,或逐渐出现代谢紊乱综合征,或出现糖尿病并发症的表现,血糖升高,并达到糖尿病的诊断标准。

【分型】

糖尿病分4型,即1型糖尿病(T1DM)、2型糖尿病(T2DM)、其他特殊类型糖尿病和妊娠糖尿病(表5-1)。其中2型糖尿病占90%～95%。

表5-1　糖尿病的分型(1999,WHO糖尿病专家委员会建议)

分型	内容
1型糖尿病	胰岛B细胞破坏,常引起胰岛素绝对不足;免疫介导;特发性

续表 5-1

分型	内容
2 型糖尿病	可从显著的胰岛素抵抗伴相对胰岛素不足,到显著的胰岛素分泌不足伴胰岛素抵抗
其他特殊类型糖尿病	共有 8 个类型数十种疾病
妊娠糖尿病(GDM)	—

【临床表现】

1. 代谢紊乱症状群

(1)多饮、多食、多尿和体重减轻

1)多尿、烦渴、多饮:由于血糖升高引起渗透性利尿作用导致尿量增多,患者一日尿量可达 2~3 L。由于多尿失水,使者口渴而多饮水。

2)善饥多食:为补充损失的糖分,维持机体活动,患者常善饥多食。

3)消瘦、疲乏无力、体重减轻:由于机体不能利用葡萄糖,且蛋白质和脂肪消耗增加,引起消瘦、疲乏、体重减轻。

(2)皮肤瘙痒:由于高血糖刺激常使局部皮肤和外阴瘙痒。

(3)其他症状:有四肢酸痛、麻木、腰痛、性欲减退、勃起功能障碍、不育、月经失调、便秘等。也有一部分患者并无明显"三多一少"症状,仅因体检或检查其他疾病,或妊娠检查时偶然发现高血糖。

2.1 型、2 型糖尿病的特点 如表 5-2 所示。

表 5-2 1 型和 2 型糖尿病的区别

项目	1 型糖尿病	2 型糖尿病
起病年龄	多在 30 岁前	多在 40 岁以后
起病情况	多急	多缓慢
"三多一少"症状	多典型	多不典型或较轻
酮症倾向	有	无
胰岛素治疗	敏感、必须	部分敏感,后期多必须
口服降糖药物治疗	无效	早期多有效
胰岛素、C 肽水平	低	正常或增高

【辅助检查】

1.尿糖及尿酮体测定 肾糖阈正常的情况下,当血糖达到 8 ~ 10 mmol/L 时,尿糖出现阳性。尿糖阳性为诊断糖尿病的重要线索,但尿糖阴性不能排除糖尿病的可能。当肾糖阈升高时,虽血糖升高而尿糖可呈阴性。反之,当肾糖阈降低(如妊娠),虽然血糖正常,尿糖可呈阳性。正常情况下尿酮体阴性,当发生 DKA 时出现尿酮体阳性,但需排除饥饿及腹泻等引起的可能。

2.血糖测定 空腹及餐后 2 h 血糖升高是诊断糖尿病的主要依据。血糖测定又是判断糖尿病病情和控制情况的主要指标。目前多采用葡萄糖氧化酶法测定。抽静脉血或取毛细血管血,可用血浆、血清或全血。静脉血浆测定空腹血糖正常值为 3.9 ~ 6.0 mmol/L;≥7.0 mmol/L 为糖尿病。

3.葡萄糖耐量试验

(1)口服葡萄糖耐量试验(OGTT):适用于血糖值高于正常值而空腹或餐后血糖未达到诊断标准者。WHO 推荐成人口服 75 g 葡萄糖;儿童为每千克体重 1.75 g,总量不超过 75 g。OGTT 方法:试验前 3 d 每日进食糖类量不可少于 200 g,试验前禁食 8 h,清晨空腹取血后将葡萄糖溶于 250 ~ 300 mL 水中,于 5 ~ 10 min 内服下,服后 2 h 测静脉血浆葡萄糖。

(2)静脉注射葡萄糖耐量试验(IVGTT):多用于评价葡萄糖利用的临床研究。

4.糖化血红蛋白 HbA1c 测定 可反映取血前 8 ~ 12 周血糖的总水平,HbA1c 可以补充空腹血糖只反映瞬时血糖值的不足,成为糖尿病控制情况的监测指标之一。

5.血浆胰岛素和 C-肽测定 有助于了解胰岛 B 细胞功能(包括储备功能)和指导治疗,但不作为诊断糖尿病的依据。

6.其他 病情未控制的糖尿病患者,可有高甘油三酯血症、高胆固醇血症、高密度脂蛋白胆固醇降低。

【治疗】

目前强调,糖尿病应坚持早期、长期、综合治疗及治疗方法个体化的原则。治疗的目标不仅是纠正代谢紊乱,消除症状,防止或延缓并发症的发生,维持良好的健康和劳动(学习)能力,保障儿童生长发育,延长寿命,降低病死率,还应把提高患者生活质量作为重要的指标。国际糖尿病联盟(IDF)提出了糖尿病现代治疗的 5 个要点,即"五驾马车",分别为医学营养治疗、运动疗法、血糖监测、药物治疗和糖尿病教育。

1. 医学营养治疗　目的在于维持标准体重,保证未成年人的正常生长发育,纠正已发生的代谢紊乱,使血糖、血脂达到或接近正常水平。饮食治疗对年长者、肥胖型患者、少症状的轻型患者是主要的治疗措施,对重症和1 型糖尿病患者更应严格控制饮食,严格执行饮食计划并长期坚持。

(1)制订总热量:根据患者性别、年龄和身高查表,或用简易公式算出理想体重[理想体重(kg)= 身高(cm)－105],然后根据理想体重计算每日所需总热量。成年人休息状态下每日每千克理想体重给予热量 25 ~ 30 kcal(1 kcal＝4.18 kJ),轻体力劳动 30 ~ 35 kcal,中度体力劳动 35 ~ 40 kcal,重体力劳动 40 kcal 以上。儿童、孕妇、乳母、营养不良和消瘦、伴有消耗性疾病者应酌情加量,肥胖者酌情减量,使体重逐渐恢复至理想体重的±5%。控制饮食的关键在于控制总热量。

(2)碳水化合物、蛋白质和脂肪的分配:碳水化合物占饮食总热量的50% ~60%,提倡用粗制米、面和一定量的杂粮。蛋白质含量一般不超过总热量的 10% ~15%,成人每日每千克理想体重 0.8 ~ 1.2 g;脂肪占总热量不超过 30%,每日每千克体重为 0.8 ~ 1.0 g。

(3)每餐热量合理分配:按食品成分将上述热量分配换算为食物重量,并制订成食谱。根据患者生活习惯、病情和配合药物治疗的需要进行安排。可按每日三餐分配为 1/5、2/5、2/5 或 1/3、1/3、1/3。

2. 体育锻炼　参加适当的文娱活动、体育运动和体力劳动,可促进糖的利用,减轻胰岛负担,使血糖下降,为本病有效疗法之一。应根据患者年龄、性别、体力、病情及有无并发症等不同条件,循序渐进和长期坚持。若有心、脑血管疾患或严重微血管病变者,应按具体情况安排。

3. 药物治疗

(1)口服降血糖药物治疗:主要包括磺酰脲类、格外奈类、双胍类、α 葡萄糖苷酶抑制剂和胰岛素增敏剂,以及 GLP－1 受体激动剂和 DPP－Ⅳ 抑制剂。

1)酰脲类口服降糖药:属于促胰岛素分泌剂,通过作用于胰岛 B 细胞表面的受体促进胰岛素释放。其降血糖作用有赖于尚存在相当数量(30% 以上)有功能的胰岛 B 细胞。

主要适应于 2 型糖尿病非细胞患者,但无急性并发症,也无肝、肾功能不全以及合并妊娠或进行大手术者。

常用药物:目前常用格列本脲、格列吡嗪、格列齐特、格列美脲和格列喹酮等。

2)格列奈类降糖药:是另一类快速作用的胰岛素促分泌剂,可改善早相胰岛素分泌。降血糖作用快而短,主要用于控制餐后高血糖。低血糖症发生率低、程度较轻而且限于餐后期间。较适合于 2 型糖尿病早期餐后高血糖阶段或以餐后高血糖为主的老年患者。可单独或与二甲双胍、胰岛素增敏剂等联合使用。

常用药物有瑞格列奈及那格列奈。

3)双胍类:可增加肌肉等外周组织对葡萄糖的摄取和利用,加速无氧糖酵解,抑制糖原异生及糖原分解,降低糖尿病时的高肝糖生成率。

常用药物:二甲双胍。

4)α 葡萄糖苷酶抑制剂:通过抑制小肠黏膜上皮细胞表面的 α 葡萄糖苷酶而延缓碳水化合物的吸收,降低餐后高血糖。

有阿卡波糖、优格列波糖。适用于空腹血糖正常而餐后血糖明显升高的患者。

5)胰岛素增敏剂:本类药为噻唑烷二酮(TZD)类,主要作用是增强靶组织对胰岛素的敏感性,减轻胰岛素抵抗,故被视为胰岛素增敏剂。适用于肥胖,胰岛素明显抵抗者。

现有 2 种制剂:罗格列酮和吡格列酮。由于罗格列酮可增加糖尿病患者的心血管事件,其使用在我国受到较严格限制。

6)GLP-1 受体激动剂和 DPP-Ⅳ 抑制剂:为基于肠促胰素的降糖药物。

GLP-1 受体激动剂:通过激动 GLP-1 受体而发挥降糖作用。均需皮下注射。目前国内上市的制剂有艾塞那肽和利拉鲁肽。可单独或与其他降糖药物合用治疗 2 型糖尿病,尤其是肥胖、胰岛素抵抗明显者。

DPP-Ⅳ 抑制剂:抑制 DPP-Ⅳ 活性而减少 GLP-1 的失活,提高内源性 GLP-1 水平。单独使用不增加低血糖发生的风险,也不增加体重。可单独使用或与二甲双胍联合应用治疗 2 型糖尿病。

(2)胰岛素治疗

1)适应证:1 型糖尿病;糖尿病并发急性并发症和慢性并发症;伴发病需

外科治疗的围术期,妊娠和分娩;糖尿病病程中无明显诱因出现体重显著下降者或新诊断2型糖尿病伴有明显高血糖;某些特殊类型糖尿病。

2)制剂类型:按作用快慢和维持作用时间,胰岛素制剂可分为短效、中效、长效和预混胰岛素,见表5-3。此外,尚有胰岛素"笔"型注射器,使用预先装满胰岛素的笔芯,使用时不必抽吸和混合胰岛素。胰岛素笔可以用短效、中效或预混胰岛素,使用方便,便于携带。

表5-3 常用胰岛素制剂类型及特点

作用类别	制剂类型	作用时间/h		
		开始	高峰	持续
短效	普通胰岛素(R)	0.25~1	2~4	5~8
中效	低精蛋白胰岛素(NPH) 慢胰岛素锌混悬液	2.5~3	1~7	13~16
长效	精蛋白锌胰岛素(NZ1) 特慢胰岛素锌混悬液	3~4	8~10	长达20
预混胰岛素	HI30R,HI70/30 50R	0.5 0.5	3~12 2~3	14~24 10~24

3)使用原则和剂量调节:胰岛素的应用应在一般治疗和饮食治疗的基础上进行。根据血糖和尿糖结果来调整,直至达到满意控制。

胰岛素泵是治疗糖尿病的一大突破。它模拟正常胰岛素生理分泌模式,持续输注基础量胰岛素和快速输注追加剂量胰岛素,保持体内胰岛素水平,提高控制血糖的稳定性,是糖尿病胰岛素治疗的最佳方式。免除了每日多次皮下注射胰岛素的痛苦、麻烦和心理负担。由于技术和经济上的原因,还未能广泛应用。

【护理措施】

(一)一般护理

1.休息与运动 适当的运动有利于减轻体重,提高胰岛素敏感性,改善血糖和脂代谢紊乱,还可减轻患者的压力和紧张情绪,使人心情舒畅。糖尿病患者除并发酮症酸中毒、活动性肺结核、严重心血管病等并发症外,不必过多休息,尤其对 2 型肥胖患者应鼓励运动和适当体力劳动。但须避免过度疲劳和精神紧张的体育比赛,以免兴奋交感神经及胰岛 A 细胞等,导致血糖升高。

(1)运动锻炼的方式:最好做有氧运动,如步行、慢跑、骑自行车、做广播操、打太极拳、进行球类活动等,其中步行活动安全,可作为首选的锻炼方式。有氧运动可达到重复大肌肉运动,加强心肺功能及降低血糖的目的。合适的活动强度可根据患者具体情况决定,每日 1 次,运动时间以餐后 1 h为宜。用胰岛素或口服降糖药物者最好每日定时活动。肥胖患者可适当增加活动次数。

(2)运动的注意事项:①运动前评估糖尿病的控制情况,根据患者具体情况决定运动方式、时间以及运动量。②应尽量避免在恶劣天气时运动,天气炎热应保证水的摄入量,寒冷天气要注意保暖。随身携带糖果,当出现饥饿感、心慌、出冷汗、头晕及四肢无力或颤抖等低血糖症状时及时食用。身体状况不良时应暂停运动。③由于运动可加重心、脑负担,使血浆容量减少,血管收缩,有诱发心绞痛、心肌梗死和心律失常的危险,还可使肾血流减少,导致糖尿病肾病加重;运动时血压上升,增加玻璃体和视网膜出血的可能性。因此,在运动中若出现胸闷、胸痛、视力模糊等应立即停止并及时处理。④运动时随身携带糖尿病卡,卡上写有本人的姓名、年龄、家庭住址、电话号码和病情,以备急需。⑤运动后应做好运动日记,以便观察疗效和不良反应。

2.饮食护理　解释严格控制饮食的重要性,并告知患者饮食注意事项。

(1)严格定时进食并限制各种甜食。

(2)增加一种食物时应同时减去另一种食物,以保证饮食平衡。

(3)当患者出现易饥的感觉时,可增加蔬菜,但蔬菜中糖类含量要<5%,可选用南瓜、青蒜、小白菜、油菜、菠菜、西红柿、冬瓜、黄瓜、芹菜、大白菜、茄子、卷心菜、茭白、韭菜、丝瓜等。

(4)患者进行体育锻炼时不宜空腹,应补充少量食物,防止低血糖。

(5)保持大便通畅、多食含纤维素高的食物。

(6)体重过重者,忌吃油炸、油煎食物。炒菜用植物油,少食动物内脏等含胆固醇高的食物。限制饮酒,每日食盐摄入量<6 g,以免促进和加重心血管等并发症的发生。

（7）每周定期测量体重 1 次，衣服重量要相同，且用同一磅秤。如果体重改变超过 2 kg，应报告医师。

（二）病情观察

1. 糖尿病控制情况　定期监测尿糖、血糖、血压、血脂、糖化血红蛋白、尿和体重变化以及动脉血气分析和电解质变化，注意有无水、电解质紊乱及酸碱平衡失调，准确记录 24 h 液体出入量。

2. 并发症的观察　注意有无急性和慢性并发症的出现，及时报告医师。

（三）用药护理

1. 口服用药的护理

（1）磺酰脲类药物主要不良反应是低血糖，同时还有程度不同的胃肠道反应、皮肤瘙痒、胆汁淤积性黄疸、肝功能损害、再生障碍性贫血、溶血性贫血、血小板减少、白细胞减少等。应协助患者于早餐前 30 min 服药。

（2）双胍类药物不良反应有腹部不适、口中金属味、恶心、畏食、腹泻等，偶有过敏反应。因双胍类药物促进无氧糖酵解，产生乳酸，在肝、肾功能不全、休克或心力衰竭者可诱发乳酸性酸中毒，应餐中或餐后服药或小剂量开始以减轻不适症状。

（3）α 葡萄糖苷酶抑制剂不良反应是服用后常有腹部胀气排气增多或腹泻等症状。应与第一口饭同时服用。

（4）噻唑烷二酮类可能出现水肿、体重增加等不良反应，缺血性心血管疾病的风险增高，一旦出现立即停药。

2. 胰岛素治疗的护理

（1）胰岛素使用注意事项

1）准备用药：准确按医嘱用药，做到制剂种类正确，剂量准确，按时注射。

2）注射时间：短效胰岛素于饭前 30 min 皮下注射，低精蛋白锌胰岛素在早餐前 1 h 皮下注射。

3）抽药顺序：长、短效胰岛素混合使用时，应先抽吸短效胰岛素，再抽吸长效胰岛素，然后混匀，以免将长效胰岛素混入短效内，影响其速效性。

4）药物保存：未开封的胰岛素应放于 4～8 ℃冰箱冷藏保存；正在使用的胰岛素常温下（<28 ℃）可使用 28 d，无须放入冰箱，应避免过冷、过热、太阳直晒、剧烈晃动等。

5)注射部位:采用皮下注射法,宜选择上臂三角肌、臀大肌、大腿前侧、腹部等部位,注射部位应交替使用以免形成局部硬结和脂肪萎缩,影响药物吸收及疗效。注射胰岛素时应严格无菌操作,防止发生感染。

(2)胰岛素不良反应的观察及处理

1)低血糖反应:是最主要的不良反应,与剂量过大和(或)饮食失调有关。表现有头晕、心悸、多汗、饥饿甚至昏迷;一旦发生应及时检测血糖,根据病情进食糖果、含糖饮料或静脉注射50%葡萄糖溶液20~30 mL。

2)胰岛素过敏:表现为注射部位瘙痒,继而出现荨麻疹样皮疹。全身性皮疹少见,可伴恶心、呕吐、腹泻等胃肠症状,罕见严重过敏反应(如血清病、过敏性休克),必须及时就医。由医师决定对过敏反应者,更换胰岛素制剂种类,使用抗组胺药、糖皮质激素及脱敏疗法等,或暂时中断胰岛素治疗。

3)注射部位皮下脂肪萎缩或增生:指导患者合理更换注射部位,避免不良反应发生。

(四)对症护理

1.感染的预防和护理

(1)皮肤护理:糖尿病患者因皮肤抵抗力低,易发生感染,若发生外伤,伤口常不易愈合。因此,护士应加强患者的皮肤护理:①鼓励患者勤洗澡,勤换衣服,保持皮肤清洁,以防皮肤感染。②指导患者选择质地柔软、宽松的内衣,避免穿有松紧带的衣服和使用各种约束带。③如有皮肤感染时,应做伤口细菌培养以选用敏感的抗生素,伤口局部不可任意用药,尤其是刺激性药物。④护理时应严格执行无菌操作。

(2)呼吸道、口鼻腔的护理:①预防上呼吸道感染,避免与肺炎、肺结核等呼吸道感染者接触。②指导患者保持口腔清洁卫生,做到睡前、早起要刷牙,重症患者应每日给予特殊口腔护理。

(3)泌尿道的护理:糖尿病患者因尿糖的刺激,会阴部皮肤常有瘙痒,尤其是女性患者。每次小便后,要用温水清洗外阴部,洗后擦干,防止和减少瘙痒和湿疹发生。因自主神经功能紊乱造成的尿潴留,可采用膀胱区热敷、按摩和人工诱导排尿等方法排尿,尽量避免导尿以减少感染机会。若需导尿时,应严格执行无菌操作。

2.足部护理

(1)足部观察与检查:每日检查双足1次,观察足部皮肤颜色、温度改变,注意检查趾甲、趾间、足底部皮肤有无胼胝、鸡眼、甲沟炎、甲癣、脚癣、红肿、青紫、水疱、溃疡、坏死等,评估足部有无感觉减退、麻木、刺痛、足背动脉搏动减弱及皮肤干燥及皮温低等。

(2)促进肢体的血液循环:①冬天注意足部的保暖,避免长期暴露于寒冷或潮湿环境,尽量不用热水袋保暖,以避免烫伤皮肤而引起感染。②经常按摩足部,按摩方向由足端往上,避免直接按摩静脉曲张患处。③每日进行适度的运动,如散步、起坐等锻炼,以促进血液循环,避免同姿势站立过久。坐位时,不要盘腿坐或两腿交叉坐。④积极戒烟。

(3)选择合适的鞋袜,避免足部受伤:患者应选择轻巧柔软、鞋头宽大的鞋子。若买鞋应在下午购买,站着试鞋,两只脚都试,以保证新鞋宽松合脚。新鞋不可一次穿得太久,第一次只穿 30 min,以后逐渐增加穿着时间。袜子以弹性好、透气及散热性好的羊毛、棉毛质地为佳。

(4)保持足部清洁,避免感染:勤换鞋袜,每日用中性肥皂和温水清洁足部,水温与体温相近即可,趾间要洗干净,洗净后应以清洁、柔软的毛巾轻轻擦干,若足部皮肤干燥,可用羊毛脂涂擦,但不可常用,以免皮肤过度浸软。修剪指甲避免太短,应与脚趾平齐。局部如有红、肿、热、痛,应立即治疗。

(5)预防外伤:指导患者不要赤脚走路,以防刺伤;外出时不可穿拖鞋和高跟鞋,以免踢伤;冬天使用电热毯或烤灯时谨防烫伤;对鸡眼、胼胝、脚癣及时治疗。

(五)配合医师抢救糖尿病酮症酸中毒

(1)迅速建立静脉通路,快速补液(先补充生理盐水)。

(2)按医嘱应用小剂量的胰岛素。

(3)严密观察病情,详细记录。

(4)对症处理:休息、吸氧、保暖、寻找和去除可能存在的诱发因素。

(六)心理护理

糖尿病为一终身性疾病,漫长的病程及多器官损害和功能障碍易使患者产生心理压力,出现焦虑、抑郁不安等情绪,对治疗缺乏信心,不能有效地应对。要鼓励患者说出心理感受,告知患者通过合理治疗,可以和正常人一样生活和长寿;鼓励患者参加各种糖尿病病友团体活动,增加战胜疾病的信心。

（七）健康指导

1. 疾病知识指导　向患者及其家属说明糖尿病是一种需要终身治疗的慢性疾病，能通过饮食、适当运动、使用降血糖药得到控制。其预后与血糖控制是否良好、有无并发症有关。

2. 病情监测指导　告知患者和家属血糖和尿糖的正常值，教会患者自测血糖和尿糖。指导患者定期复诊，每年定期全身检查，以便尽早防治慢性并发症，告知并发症的表现及出现后及时就诊。教导患者外出时随身携带识别卡，以便发生紧急情况时及时处理。

3. 用药和自我护理指导

（1）指导患者口服降糖药和胰岛素用药方法、药物疗效和不良反应的观察。教会应用胰岛素患者或家属正确的注射方法。

（2）指导患者饮食和运动治疗的原则和方法，适当运动，合理饮食，规律生活。

（3）指导患者糖尿病足的预防和护理方法。

第二节　库欣综合征

库欣（Cushing）综合征，是由多种原因引起肾上腺皮质分泌过量糖皮质激素（主要是皮质醇）所致病症的总称。其中最多见者为垂体促肾上腺皮质激素（ACTH）分泌亢进所引起的临床类型，称为库欣病（Cushing 病）。多见于女性，男女之比为（1∶3）~（1∶2），以 20~40 岁居多，约占 2/3。

【病因和发病机制】

1. 依赖 ACTH 的库欣综合征

（1）库欣病：最常见，约占库欣综合征的 70%，系指垂体 ACTH 分泌过多，伴肾上腺皮质增生。垂体多有微腺瘤，也有未能发现肿瘤者。

（2）异位 ACTH 综合征是垂体以外的恶性肿瘤分泌大量 ACTH，伴肾上腺皮质增生。

2. 不依赖 ACTH 的库欣综合征

（1）肾上腺皮质腺瘤：占库欣综合征的 15%~20%。

(2)肾上腺皮质癌:占库欣综合征的 5% 以下,病情重,进展快。

(3)不依赖 ACTH 的双侧肾上腺小结节性增生。

(4)不依赖 ACTH 的双侧肾上腺大结节性增生。

【临床表现】

主要由于皮质醇分泌过多,引起代谢紊乱及多器官功能障碍,对感染抵抗力降低所致。

1.向心性肥胖、满月脸、多血质　患者面如满月而呈暗红色,胸腹、颈背部脂肪堆积,四肢相对瘦小。

2.皮肤表现　皮肤菲薄,毛细血管脆性增加,轻微损伤可引起瘀斑。患者腹下侧、大腿等处,因脂肪沉积、皮肤薄、皮肤弹力纤维断裂等原因,可出现紫红色条纹。手、脚、指(趾)、肛周常出现真菌感染。

3.糖、电解质代谢障碍　大量皮质醇促进肝糖原异生,抑制外周组织对葡萄糖的利用,并拮抗胰岛素的作用,使血糖升高,葡萄糖耐量减低,部分患者出现类固醇性糖尿病。肾上腺皮质癌和异位 ACTH 综合征可有明显的低血钾碱中毒。低血钾又使患者乏力加重,并引起肾浓缩功能障碍,部分患者因钠潴留而出现轻度水肿。病程长者可出现骨质疏松,脊柱可发生压缩畸形、身材变矮,儿童患者生长发育受抑制。

4.心血管表现　高血压常见,常伴有动脉硬化和肾小动脉硬化。

5.对感染抵抗力减弱　患者容易发生各种感染,其中以肺部感染多见。患者感染后,炎症反应往往不显著,发热不明显,易漏诊造成严重后果。

6.性功能障碍　女性患者大多出现月经减少、不规则或停经(多伴不孕)、痤疮等。如出现明显男性化(乳房萎缩、生须、喉结增大、阴蒂肥大等),要警惕肾上腺癌。男性患者可出现性欲减退、阴茎缩小、睾丸变软等。

7.全身肌肉及神经系统　常表现为肌无力,下蹲后起立困难。患者常有不同程度的精神、情绪变化,严重者精神变态,个别可发生偏执狂。

【辅助检查】

(一)实验室检查

1.血浆皮质醇测定　血浆皮质醇水平增高且昼夜节律消失,早晨高于正常,晚上不显著低于早晨。24 h 尿 17-羟皮质类固醇升高。

2. 地塞米松抑制试验

（1）小剂量地塞米松试验：尿 17-羟皮质类固醇不能被抑制到对照值的 50% 以下，或尿游离皮质醇不能被抑制在 55 nmol/24 h 以下。

（2）大剂量地塞米松试验：尿 17-羟皮质类固醇或尿游离皮质醇能被抑制到对照值的 50% 以下者，病变大多为垂体性；不能被抑制者，可能为原发性肾上腺皮质肿瘤或异位 ACTH 综合征。

3. ACTH 兴奋试验　垂体性库欣病和异位 ACTH 综合征者有反应，原发性肾上腺皮质肿瘤者则大多数无反应。

（二）影像学检查

影像学检查包括肾上腺超声检查、蝶鞍区断层摄片、CT、MRI 等，可显示病变部位的影像学改变。

【治疗】

根据不同病因做相应治疗。但在病因治疗前，对病情严重的患者，宜先对症治疗以改善并发症。

1. 库欣病　治疗有手术、放射、药物 3 种方法。经蝶窦切除垂体微腺瘤为近年治疗本病的首选方法，摘除腺瘤后可治愈，少数患者手术后可复发。如经蝶窦手术未能发现并摘除垂体微腺瘤，或某种原因不宜做垂体手术，且病情严重者，宜做一侧肾上腺全切，另侧肾上腺大部分或全切除术，术后行激素替代治疗和垂体放疗。对于垂体大腺瘤患者需做开颅手术，尽可能切除肿瘤，为避免复发，可在术后辅以放射治疗。

2. 肾上腺肿瘤　肾上腺皮质腺瘤手术切除可根治，经腹腔镜切除可加快术后的恢复。术后需较长时间使用氢化可的松或可的松作替代治疗，大多数患者于 6 个月至 1 年可逐渐停用替代治疗。肾上腺腺癌应尽可能早期手术治疗，未能根治或已有转移者用肾上腺皮质激素合成阻滞药物治疗。

【护理措施】

（一）一般护理

1. 休息与活动　根据病情合理安排休息，保证患者的睡眠。

2. 饮食护理　进高钾、低钠、高蛋白质、高钙、低糖类、低热量的食物，鼓励患者多食柑橘、枇杷、香蕉、南瓜等含钾高的食物,适当限水。并发糖尿病者应给予糖尿病饮食。

(二)病情观察

注意观察患者水肿情况、每日测量体重的变化、观察体温变化、记录24 h出入量、监测电解质浓度。密切观察皮肤状况及活动行走能力,警惕感染和外伤的发生。

(三)对症护理

1. 水肿的护理

(1)合理休息,尽量取平卧位,抬高双下肢,以利于静脉回流。

(2)使用利尿剂者,注意观察疗效及不良反应,如出现心律失常、恶心、呕吐、腹胀等低钾症状和体征时,及时报告医师并处理。

(3)观察全身皮肤状况,水肿严重者,应特别注意避免皮肤擦伤破损,长期卧床者要注意预防压疮发生。

2. 感染的预防及护理

(1)保持病室环境及床单位整洁,保持室内温度、湿度适宜,以减少感染源。

(2)医护人员应严格执行无菌操作技术,尽量减少侵入性治疗措施,以降低感染及交叉感染的危险。

(3)指导患者及家属预防感染,如保持皮肤、阴部、衣着、用具等清洁卫生,注意保暖,减少或避免到公共场所,预防上呼吸道感染。

3. 外伤的预防及护理

(1)减少安全隐患:提供安全、舒适的环境,移除环境中不必要的家具或摆设,浴室应铺上防滑脚垫。避免剧烈运动,变换体位时动作宜轻柔,防止因碰撞或跌倒引起外伤或骨折。

(2)鼓励患者摄取富含钙及维生素 D 的食物,如牛奶、紫菜、虾皮、坚果等以预防骨质疏松。

(3)观察患者有无关节痛或腰背痛等情况,及时报告医师,必要时使用助行器辅助行动。

(四)用药护理

注意观察激素、利尿剂等常用药的疗效和不良反应,出现不良反应及时处理。

（五）心理护理

多与患者接触和交流,鼓励患者表达其感受,耐心倾听。讲解疾病的有关知识,向患者说明身体外形的改变是疾病发生、发展过程的表现,只要积极配合治疗,部分改变可恢复正常,消除紧张情绪,树立自信心。

【健康指导】

1.疾病知识指导 告知患者有关疾病的基本知识及治疗方法,指导其在日常生活中注意预防感染,保持皮肤清洁,防止外伤、骨折等各种可能导致病情加重或诱发并发症的因素,定期门诊复查。

2.用药指导与病情监测 指导患者正确用药并掌握药物疗效和不良反应的观察,了解激素替代治疗的有关注意事项,尤其是识别激素过量或不足的症状和体征,并告诫患者不可随意停用激素,否则会引起致命的肾上腺危象。如发生虚弱、头晕、发热、恶心、呕吐等应立即就诊。

3.生活指导 指导患者和家属有计划地安排力所能及的生活活动,增强其自信心和自尊感。

第三节 痛 风

痛风是一组长期嘌呤代谢障碍、血尿酸增高所致的异质性疾病。其临床特点为高尿酸血症、尿酸盐结晶、沉积及由此所致的特征性急性关节炎、痛风石,严重者关节畸形及功能障碍。常累及肾脏引起慢性间质性肾炎和尿酸性尿路结石。

【病因和发病机制】

根据病因可分为原发性和继发性两大类。原发性者属遗传性疾病,由先天性嘌呤代谢异常所致,常与肥胖、原发性高血压、血脂异常、糖尿病、胰岛素抵抗关系密切;继发性者可由肾病、血液病、药物及高嘌呤食物等多种原因引起。

1.高尿酸血症的形成 痛风的生化基础是高尿酸血症。尿酸是嘌呤代谢的终产物,人体尿酸的主要来源为内源性,高尿酸血症的发生,内源性嘌呤代谢紊乱较外源性更重要。导致高尿酸血症的原因主要如下。

（1）尿酸生成过多：在嘌呤代谢过程中,各环节都有酶参与调控。当嘌呤核苷酸代谢酶缺陷和(或)功能异常时,则引起嘌呤合成增加而导致尿酸水平升高。

（2）肾对尿酸排泄减少：包括肾小球尿酸滤过碱少、肾小管对尿酸的分泌下降、重吸收增加,以及尿酸盐结晶在泌尿系统沉积。

2.痛风的发生　仅有高尿酸血症,不一定出现痛风的表现,只有10% ~20%高尿酸血症者发生痛风。痛风的急性发作是由于尿酸在关节周围组织以结晶形式沉积引起的急性炎症反应和(或)痛风石。

【临床表现】

临床多见于40岁以上的男性,女性多在更年期后发病。常有家族遗传史。发病前常有漫长的高尿酸血症史。

1.急性关节炎　为痛风的首发症状。表现为突然发作的单个,偶尔双侧或多关节红肿热痛、功能障碍,可有关节腔积液,伴发热、白细胞增多等全身症状。常在夜间或清晨突然发作,多呈剧痛,最易受累部位是:趾和第一跖趾关节,其后依次为踝、跟、膝、腕、指、肘等关节。发作常呈自限性,一般经1~2或数周自然缓解,缓解时偶可出现特有的脱屑和瘙痒表现。

急性关节炎多于春秋发病,也可在一些诱发因素的作用下出现,如酗酒、过度疲劳、关节受伤、手术、寒冷、摄入大量高嘌呤食物等。

2.痛风石及慢性关节炎　痛风石为痛风的特征性损害,由尿酸盐沉积所致。除中枢神经系统外,可累及任何部位,以关节内及附近、耳轮常见。呈黄白色大小不一的隆起,起初质软,随着纤维增多逐渐变硬如石。痛风石经皮破溃排出白色尿酸盐结晶,瘘管不易愈合,但很少感染。

3.肾脏病变

（1）痛风性肾病:起病隐匿,早期仅有间歇性蛋白尿,随着病情发展而呈持续性,伴有夜尿增多;晚期可有肾功能不全表现。

（2）尿酸性肾石病:10% ~25%的痛风患者肾有尿酸结石。较小者呈砂砾状随尿排出,可无明显症状。较大者引起肾绞痛、血尿、排尿困难、肾积水、肾盂肾炎或肾周围炎等。

【辅助检查】

1.尿酸测定　血尿酸正常值男性为 150～380 μmol/L,女性为 100～300 μmol/L,绝经后接近男性。若男性>420 μmol/L,女性(绝经期间)>350 μmol/L 即可确定高尿酸血症。限制嘌呤饮食 5 d 后,每日尿中尿酸排出量仍>3.57 mmol,则提示尿酸生成增多。

2.滑囊液检查　急性关节炎期行关节腔穿刺,抽取滑囊液,可见白细胞内有针形尿酸盐结晶,是确诊本病的依据。

3.其他检查　包括痛风石活检、X 射线检查、关节镜检查等。

【治疗】

1.一般治疗　调整饮食,限制心、肝、肾等高嘌呤食物,限制饮酒;控制总热量摄入;饮水每日 2 000 mL 以上增加尿酸排泄;避免使用抑制尿酸排泄的药物,如噻嗪类利尿药;避免各种诱发因素并积极治疗相关疾病等。

2.终止急性关节炎发作　以下 3 类药物均应及早、足量使用,见效后逐渐减停。

(1)秋水仙碱:治疗痛风急性发作的特效药。秋水仙碱对于制止炎症、止痛有较好效果。

(2)非甾体抗炎药:为急性痛风性关节炎的一线用药,具有消炎镇痛作用。常用药物有吲哚美辛、双氯芬酸、布洛芬、美洛昔康、塞来昔布、罗非昔布等。

(3)糖皮质激素:上述两类药物无效或禁忌时用,治疗急性痛风有明显疗效。停药后易出现症状"反跳",一般尽量不用。

3.发作间歇期和慢性期处理　治疗目的是维持血尿酸正常水平。

(1)促进尿酸排泄药:常用药物有丙磺舒、磺吡酮、苯溴马隆。

(2)抑制尿酸合成药:目前只有别嘌醇适于尿酸生成过多或不适于排尿酸药者。

(3)其他:保护肾功能,关节理疗,剔出较大痛风石等。

(4)继发性痛风的治疗:除治疗原发病外,对痛风的治疗原则同前述。

【护理措施】

(一)一般护理

1. 休息与活动　痛风性关节炎急性发作时,要绝对卧床休息,抬高患肢,避免受累关节负重,可在病床上安放支架支托盖被,减少患部受压。待关节疼痛缓解72 h后方可恢复活动。

2. 饮食护理　指导患者严格控制饮食,避免进食高嘌呤的食物,如动物内脏、鱼虾、蛤蟹等海味,肉类、菠菜、蘑菇、黄豆、扁豆、豌豆、浓茶等,不食用太浓或刺激性调味品,指导患者进食碱性食物,如牛奶、鸡蛋、马铃薯、各类蔬菜、柑橘类水果,使尿液的pH值≥7,以减少尿酸盐结晶的沉积。由于痛风患者大多肥胖,食物热量不宜过高,应限制在5 020~6 276 kJ/d。

(二)病情观察

(1)观察疼痛部位、性质、间隔时间,有无午夜因剧痛而惊醒。

(2)受累的关节有无红、肿、热和功能障碍。

(3)有无过度疲劳、寒冷、潮湿、紧张、饮酒、饱餐、脚扭伤等诱发因素。

(4)有无痛风石的体征,了解结石的部位及有无症状。

(5)监测血、尿的尿酸水平变化。

(三)对症护理

1. 疼痛护理

(1)合理休息。

(2)若手、腕或肘关节受侵犯时以夹板固定制动,可减轻疼痛,也可在受累关节给予冰敷或25%硫酸镁湿敷,消除关节的肿胀和疼痛。

2. 皮肤护理　痛风石严重时可能导致局部皮肤溃疡发生,故要注意保持患处皮肤清洁,避免发生感染。

(四)用药护理

指导患者正确用药,观察药物疗效和不良反应。

(1)秋水仙碱的常见不良反应有恶心、呕吐、腹泻、肝损害、骨髓抑制、脱发等。一般口服,国内极少静脉给药。

（2）使用丙磺舒、磺吡酮、苯溴马隆者，可有皮疹、发热、胃肠道反应等不良反应。使用期间，嘱患者多饮水、口服碳酸氢钠等碱性药。

（3）应用 NSAID 时，注意观察有无活动性消化性溃疡或消化道出血发生。

（4）别嘌醇的不良反应除皮疹、发热、胃肠道反应外，还有肝损害、骨髓抑制等，肾功能不全者宜减半量应用。

（5）使用糖皮质激素应观察其疗效，密切注意有无症状的"反跳"现象。

（五）心理护理

患者由于疼痛影响进食和睡眠，又因疾病反复发作导致关节畸形和肾功能损害，常思想负担重，担心丧失劳动能力，因而出现焦虑、抑郁等情绪，护士应向患者讲解痛风的有关知识，饮食与疾病的关系，并给予精神上的安慰和鼓励。

【健康指导】

1. 疾病知识指导　向患者和家属讲解疾病的有关知识，说明本病是一种终身性疾病，但经积极有效治疗，可正常生活和工作。

2. 生活指导　嘱患者规律生活，肥胖者应减轻体重，防止受凉、劳累、感染、外伤等。指导患者多饮水，严格控制饮食，忌饮酒，避免进食高蛋白和高嘌呤的食物。

3. 保护关节指导　指导患者日常生活中注意使用大肌群，如能用肩部负重者不用手提，能用手臂者不要用手指；避免长时间持续重体力工作；经常改变姿势，保持受累关节舒适，若有关节局部温热和肿胀，尽可能避免其活动。如运动后疼痛超过 1～2 h，应暂停此项运动。

4. 病情监测指导　平时用手触摸耳轮及手足关节处，检查是否产生痛风石。定期复查血尿酸，门诊随访。

第四节　肥胖症

肥胖症是指体内脂肪堆积过多和（或）分布异常，体重增加（超过标准体重 20%）的慢性代谢性疾病，常与 2 型糖尿病、高血压、高脂血症、冠心病、卒中等密切相关。肥胖症分单纯性肥胖症和继发性肥胖症两大类。临床上无明显内分泌及代谢性病因所致的肥胖症,称单纯性肥胖症。若继发于某些疾病(如下丘脑-垂体的炎症、肿瘤、创伤、库欣综合征、甲状腺功能减退症等)的肥胖症,称为继发性肥胖症。在西方国家成年人中,约有半数人超重和肥胖,我国肥胖症患病率也迅速上升,成人肥胖率达 9.9%。

【病因和发病机制】

肥胖症是一组异质性疾病,病因未明。目前认为是遗传因素和环境因素等多种因素共同作用的结果。

1.遗传因素　单纯性肥胖呈一定的家族聚集倾向,但遗传基础不明,也可能是其共同饮食、生活习惯的影响。

2.环境因素　主要是饮食和体力活动。包括进食高热量、高脂肪食物及进食次数增多,体力活动不足等。此外,胎儿期母体营养不良、蛋白质缺乏,或出生时低体重婴儿,当成年期饮食结构变化,也容易发生肥胖症。

【临床表现】

肥胖症可见于任何年龄,女性较多见。

1.肥胖本身症状　脂肪组织的分布有性别差异,通常男性脂肪分布在腹腔和腰部,呈中心型肥胖,女性脂肪主要分布在下腹部、臀部、大腿部,呈外周型肥胖。轻度肥胖症多无症状。中重度肥胖者可出现气急、关节痛、肌肉酸痛、体力活动减少、焦虑、忧郁等。

2.并发症　有睡眠呼吸暂停综合征、静脉血栓、胆囊疾病、高尿酸血症和痛风、骨关节病、生育功能受损(女性出现多囊卵巢综合征)等。

【辅助检查】

1.体重指数(BMI)　BMI(kg/m^2)=体重(kg)/[身高(m)]^2,是诊断肥胖症最重要的指标,目前国内外尚无统一标准。2003 年《中国成年人超重和肥胖症预防控制指南(试行)》以 BMI 值≥24 kg/m^2 为超重,≥28 kg/m^2 为肥胖。

2.理想体重　理想体重(kg)=身高(cm)-105;或等于[身高(cm)-100]×0.9(男性)或×0.85(女性)。实际体重超过理想体重的 20% 者为肥胖;超过理想体重10%又不到20%者为超重。但若体重增加仅仅是肌肉发达,则不认为是肥胖。

3.腰围或腰/臀比 反映脂肪分布,腰围是诊断腹部脂肪积聚最重要的指标。

4.CT 或 MRI 计算皮下脂肪厚度或内脏脂肪量,是诊断内脏型肥胖最准确的方法。

【治疗】

治疗的2个主要环节是减少热量摄取、增加热量消耗。应以行为、饮食、运动为主综合治疗,必要时辅以药物或手术治疗。

1.行为治疗 是治疗最重要的步骤,通过宣传教育使患者及其家属认识肥胖症及其危害性,采取健康的生活方式,改变饮食和运动习惯,自觉地长期坚持。

2.医学营养治疗 是综合治疗的基础。通过限制热量的摄入,使摄入总热量低于机体消耗量以减轻体重。

3.体力活动和体育运动 应与医学营养治疗相结合,并长期坚持。运动方式和运动量应结合患者具体情况,循序渐进。

4.药物治疗 当饮食和运动疗法未能奏效时,可选择药物作短期辅助治疗。如奥利司他、苯丁胺、氟西汀等。

5.手术治疗 仅用于重度肥胖、减重失败而又有严重并发症,这些并发症有可能通过减重而改善者。手术方式有吸脂术、切脂术和减少食物吸收的手术(如空肠回肠分流术)等。

【护理措施】

(一)饮食护理

1.制订合适的饮食行为计划 其内容包括食物选择(谷类为主、低热量低脂),食物行为(选购、储存、烹饪),摄食行为(时间、地点、陪伴、环境、用具、菜单),护士监督和检查计划执行情况,使每周体重下降0.5~1.0 kg为宜。

2.改变不良饮食习惯 指导患者改变不良饮食行为的技巧,如限定进餐次数,只在家中进食,使用小容量的餐具,每次进食前先喝250 mL水或先喝汤以增加饱腹感。不进食油煎食品、方便面、快餐、零食、巧克力,少食甜食等。适当增加膳食纤维。

（二）合理运动

肥胖症患者应长期坚持体育锻炼,根据患者的年龄、性别、肥胖程度及爱好选择合适的运动方式、运动强度和运动量。提倡快步走、慢跑、打太极拳等有氧运动。运动过程中若出现头晕、胸闷或胸痛、呼吸困难、恶心等应停止运动。

（三）病情观察

（1）观察患者营养状况、体重和实验室有关检查结果的变化。

（2）观察有无出现伴随症状和并发症。

（3）热量摄入过低可引起衰弱、脱发、抑郁甚至心律失常,应严密观察并及时按医嘱处理。

（四）用药护理

对使用药物辅助减肥者,应指导患者正确服用,并观察和处理药物不良反应。

（五）心理护理

护理人员应有针对性地调整好患者的心理,矫正意志消沉、自暴自弃、惰性、焦虑等不良心理行为;鼓励患者积极主动地认识肥胖对人的危害;建立持久的减肥计划;丰富日常生活和娱乐活动,分散其对食物的注意力。

第六章

洗手与无菌操作

洗手和无菌技术是所有医疗、卫生、保健机构中最普遍而又非常重要的课题,也是防止通过医务人员的接触而传播疾病的关键环节,对降低医院感染的发生率起着不可替代的作用,供应室工作人员的洗手和无菌操作技术尤为重要。本章将着重对洗手和无菌操作技术分别加以较详细的叙述。

◀◀ 第一节 洗 手

洗手是预防医院感染发生的最重要的措施之一。许多流行病学调查证实,手是传播医院感染的罪魁祸首。然而,手又无法进行灭菌处理,因为有效的灭菌方法通常不能用于皮肤,有效的消毒剂用于皮肤也往往毒性太大,尤其是皮肤本身的菌群又比附着在无生命物体上的更难以消除和杀灭。因此,经常洗手,防止外来菌定植及传播则成为非常必要和可行的预防感染的重要手段。

一、皮肤上的居住者

60 多年前,医学界就认识到,活动在人类皮肤上的微生物大致可分为暂居菌和常居菌两大类,手部皮肤也不例外。

(一)暂居菌

暂居菌或称为过路菌,处于宿主的皮肤表面或角质层下表皮细胞上,原来不存在,主要是通过接触而附着在皮肤上的。它的数量和组成差异很大,主要取决于宿主与周围环境的接触范围。有人用实验证明,在病房工作时,由不同操作项目沾到手上的细菌数可多达 10^7;护士为患者做气管吸引过程中手上沾到细菌数可达 10^5;因给患者清洗会阴部而污染的手的细菌数竟可多达 10^9 以上。但是,大部分暂居菌群与宿主皮肤结合得并不紧密,可用机械方法清洗掉或化学消毒剂消除。同时,从外环境附着在皮肤上的细菌,受到皮肤微生态自净因素的制约,在一般情况下,经过一定的存活时间,暂居菌群便会自行消亡。

(二)常居菌

常居菌又称常驻菌、固有细菌,是皮肤上定植的正常菌群,经常存活在皮肤毛囊和皮脂腺开口处。它们一般藏身于皮肤缝隙深处,生活并繁殖。常居菌的种类及数量经常保持恒定状态,其中大部分无致病性,也即对宿主无害。例如,表皮葡萄球菌及丙酸杆菌存在于皮肤的深部,如汗腺、皮脂腺及毛囊中,只有对免疫功能低下的宿主它们才可能致病而有害。

在一般人群中有 5% ～25% 可携带金黄色葡萄球菌及某些病毒;65% ～100% 人的皮肤上有表皮葡萄球菌等,美国皮肤病专家曾研究皮肤定植菌群状况,绘成图形象地告诉我们皮肤定植菌的生存状态。其中约有 20% 不能用常规取样法获得,也无法用清洁剂消除,通常需要用含抗菌成分的清洗剂,通过某种方法并作用一定的时间,才能被杀灭或被抑制。

常居菌可通过皮肤脱屑及出汗等途径转化为暂居菌;暂居菌可通过摩擦、定植或未被及时清除等机遇而转化为常居菌。因此,充分掌握手部皮肤微生态知识,有助于理解借手传播感染的机制,从而强化洗手意识。

二、手部卫生

对医务工作者来说,所谓手部卫生的含义通常有手部皮肤保护、洗手、手部消毒、外科洗手和消毒。这里分别予以叙述。

(一)手部皮肤保护

从预防感染的角度讲,操作者坚持洗手制度并持之以恒至关重要,但也必须注意保护手部皮肤。粗糙的皮肤或手上有湿疹、炎症和微小的裂口,致病微生物就可在这些部位大量地聚集和繁殖,甚至引起感染、发炎,从而有可能传播更多的病菌。医务人员必须经常注意保护双手,在做户外劳动时最好戴上保护性手套。医务人员的手上若出现感染性伤口或甲沟炎等,决不能再参与任何需要用手直接接触患者的工作和在供应室内工作。

(二)洗手

1.洗手的方法　用普通皂液搓揉至少 15 s,可清除和降低暂居菌的密度,一般认为,能使手表面的暂居菌减少10^3(1 000 倍)。

在通常情况下,使用肥皂和水的正确洗手方法如下。

①取下手上的饰物及手表,打开水龙头,沾湿双手。②接取无菌肥皂液或用洁净的肥皂。③充分搓洗 15 s,注意指尖、指缝、拇指、指关节等处,搓洗的范围为双手、手腕直至腕上 10 cm 处。洗手的步骤为掌心对掌心,掌心对手背,双手互握,洗指尖,洗拇指。④流动水冲洗。⑤以擦手纸巾或安全帽包住水龙头将其关闭,或用肘、脚或感应式开关关闭水龙头,防止再污染即洗手六步法。⑥取擦手巾(纸)擦干双手。

大多数护理工作,如为患者数脉搏,协助患者坐起、躺下、铺床等,手上污染菌数并不很多,一般为$10^3 \sim 10^5$,正确的洗手可使细菌数减少到 0 ~ 10^2,通常已可防止经手传播的交叉感染。但洗手方法必须符合规范要求,以保证洗手的效果。

洗手用的水必须是优质的自来水或消毒过的水,不应使用预先用热水器加热到 37 ℃的水,因为这种水通常容易被铜绿假单胞菌及其近似的假单胞菌和军团菌或其他革兰氏阴性杆菌污染。这类细菌能在水中顺利繁殖,甚至有人称它们为"嗜水杆菌"。温流动水有助于肥皂更好地发挥作用,也可多冲掉些附着不牢固的污物。如果有必要用温水洗手,则应将水加热后立即使用,或使用前先用热水和凉水调和。绝对不可为了防止溅水或使水流柔和些而将纱布缠绕或挂套在水龙头上,因为湿纱布有利于铜绿假单胞菌生长和繁衍。也不要只套一个胶管而不做任何清洁从而导致污染,更不应用脸盆内的存水洗手,因为不流动的水是细菌的良好"培养基",洗手的结果不但不能减少手上的细菌量,还可能会适得其反,甚或造成经手传播致病微生物。

2.洗手的设备　洗手设备是保证洗手质量的重要方面,总的要求是实用、方便而效果良好。齐全的洗手设备可供医务人员有选择地应用不同的洗手或消毒方法。在洗手设备中尤其要注意下述各项。

(1)洗手池的设置:洗手池必须数量充足,布置合理,每个病房内或紧靠门口处必须有洗手池。在需要洗手后进行侵入性诊断操作的房间或其紧邻处,也必须有洗手池。多个患者合住的大病房内,特别是重症监护病房内,最好设置多个洗手池。

(2)水龙头的开关:有效的洗手需要流动水,水龙头最好是用肘或脚、膝操纵开关的。如果是用手开关的,要教会工作人员和患者习惯用避污纸巾或安全帽包住水龙头再关上。水龙头应看作是接触传播感染的危险装置,因为当人们去洗手时,首先是用污染的手接触水龙头打开水源,这无疑已污染了水龙头的开关。而且,在洗完手后又用手去关闭水龙头,又使刚洗净的手从开关处重新遭受污染。如若在水龙头旁的适宜位置摆放安全帽或避污纸巾,并统一规定洗手后用清洁的手拿安全帽或纸巾去关闭水龙头,即可防止再污染的危险。这一做法并不需要额外的开支与设备。

(3)肥皂的卫生:对肥皂的要求是质量好、刺激小,并易于保持干燥,因为液体肥皂或潮湿的肥皂可成为不少细菌的良好生活处所;在许多情况下肥皂可受到污染。有人报道,阴沟杆菌能在潮湿肥皂表面增殖,细菌数可达 $10^9/cm^2$。由此可见,保持肥皂干燥至关重要,最好办法是将肥皂放在一块磁铁上即肥皂吸力器,或用线绳将它悬挂起来,至少应采用多孔的皂盒,并悬挂起来以避免存水。

可应用含有洗必泰的肥皂液,但每次用完后容器必须更换,或清洗、消毒后才能再装入含消毒剂的新鲜肥皂液;切勿未用完就添加新液,以防止细菌在溶液中生长。

(4)毛巾的应用:擦手巾最好是用后即丢弃或使用一次性擦手纸巾。

(5)热风烘干器:近年来采用的烘干器,是利用热风将洗后的手吹干。这一方法可明显减轻洗手后再污染。但是,对烘干器也有不同的看法:有些人强调气流中同样可携带致病菌;但多数人则认为,气流中的细菌数量很少,干燥过程中手被污染的可能性较小。总的说来,在一般情况下可以用热风烘干器,但不推荐手术室使用。主要问题是热风的干燥速度较慢,医务人员往往在手还未完全吹干时就离开了。

3. 手套与洗手　在手可能被强致病微生物污染的场合,或者实行各种无菌操作时,操作者必须戴手套,目的是保护患者和防止工作人员双手遭污染。因此,在双手有可能遭污染的场所都应该准备手套。不过,无论如何在病房和供应室工作中不能总是戴着手套,因为戴手套的手易于在无意的接触中污染外环境。应执行的原则是:1副手套只用于1位患者的1个部位的护理操作,接触下一个患者前必须换手套,并在换上新手套前按规定洗手,在供应室的污染区可以戴手套操作,但是脱掉手套一定要洗手,离开污染区时也一定要洗手。

4. 洗手的指征　由于洗手是非常重要和最有效地防止感染传播的措施之一,所以在医院环境里非紧急的情况下,医务人员在下列各场合都应该认真地洗手。①在进入和离开病房前。②处理干净的物品前。③处理污染的物品后。④使用厕所前、后。⑤无菌操作前、后。⑥与任何患者长时间和密切接触后。⑦戴手套前和脱手套后。⑧在护理特殊易感患者之前。⑨在接触伤口前、后。

(三)手部消毒

从卫生学角度讲,手部消毒比洗手有更高、更严格的要求。医务人员在接触污染物品或感染患者后,手部被大量细菌污染,如换药后手上污染菌量可达 10^9,这时仅用洗手方法,只能减少有限的细菌数,达不到预防交叉感染的要求。

1.手部消毒的指征　消毒主要是为了清除或杀灭外来的暂居菌,特别是其中的致病菌。在医院环境的一般情况下,在下列各种场合应该按规定实行手部消毒。①实施侵入性医疗、护理操作之前。②护理免疫力低下的患者或新生儿之前。③接触伤口前后。④接触黏膜、血液等体液和分泌物等之后。⑤接触被致病微生物污染的物品之后。⑥护理具传染性或有多种抗药性细菌定植的患者之后。⑦在特殊情况下,因条件限制,无法按规范要求洗手时,手部又无可见的污染,可用手部消毒替代洗手。

2.消毒剂的选择　对消毒剂性能的总的要求是:作用速度快,不损伤皮肤、不引起过敏性反应,并且对当前或近期存在的致病微生物有杀灭效果。这种理想的消毒剂目前较少。实践证明,75%酒精、0.5%碘伏或0.5%洗必泰酒精溶液、洁肤柔加透明脂酸比较适用,而且后三者与皮肤结合后具有后效功能,可保持手部清洁2 h左右,但对某些病毒、细菌芽孢无效。为了去除抗力较强的致病菌,有时还可采用相应有效的消毒剂等。

3.消毒的方法　最常见的是用75%酒精、0.5%碘伏或0.5%洗必泰酒精溶液仔细涂擦双手及手腕,并待双手自然干燥。若手被抗力较强的微生物污染或疑有污染,则必须先充分用肥皂、流动水冲洗擦干后,再用相应杀菌消毒剂消毒。这一方法应仅在必要时用,因为这类消毒剂对皮肤刺激性较大,易损害皮肤。

(四)外科洗手和消毒

外科洗手和消毒是保证手术成功的重要环节。有人在术后检查外科医护人员所戴的橡皮手套时发现,约有24%手套有刺破的针眼;另有人做实验,证明从刺破的针眼中可逸出 10^9 个细菌;还有报道说,手上的致病微生物能通过破损的针眼进入手术切口,并引起患者术后败血症。

外科洗手和消毒的目的是清除参加手术的医务人员手上的各种细菌,防止细菌从他们手上转移至手术部位,即使手套破裂,也不会有细菌落在切口上。因此,采取这一措施,不仅应能完全消除手部的暂居菌,还要尽可能杀灭常居菌,达到几乎无菌状态并维持较长时间的抑菌作用。然而,常居菌往往位于皮肤深部,洗手和消毒不易去除,而且在手术过程中,由于术者出汗,一旦手套破损就有可能酿成切口感染。为了防止手套内部因潮湿而被细菌污染,需要使用有后效作用的消毒抗菌剂(如 0.5% 洗必泰酒精、0.5% 碘伏、洁肤柔等来消毒手术者的双手和手臂)。

1. 外科洗手消毒的设备　除常规卫生洗手及消毒所需各项设备外,必须有供刷手时,特别是清洗指甲及指间关节用的无菌刷。无菌刷通常有一般刷和海绵刷两类,还有灭菌后可重复使用及一次性使用之分,它们在降低微生物密度上的效果相同。重复使用的刷子,应分别包装或放在带盖的容器内经灭菌后才能再用。必须注意的是,不能使用木背刷子,因为木材有微孔,能吸附异物并不易彻底消毒灭菌。

2. 外科洗手消毒的指征　在外科,对操作者或手术者的双手的清洗和灭菌均必须有严格的要求,尤其在下述场合都应实行充分的洗手和消毒。①每次大、小手术之前;②进行侵入性操作前;③接生或助产前;④护理特别容易感染的患者前。

3. 外科洗手消毒的方法及步骤　关于外科洗手消毒问题,虽然在总的要求和目的上各地无多大区别,但在具体做法上存在着一定差异。比如,在搓擦所需要持续时间上有不同认识,而且尚无定论;在用消毒剂搓擦前是否一定要刷洗双手也有人提出了异议等。

所以,下面所述各项只是常用的一般规律。①摘去手上和臂上各种饰物;②剪短指甲,检查双手需消毒部位的表皮有无创伤及裂口,如有伤、裂口或皮肤病,则不能参与手术或侵入性操作;③用肥皂和流动水仔细搓洗双手、前臂至肘上 5 cm 处,清除脏物和暂居菌,并用无菌巾擦干;④用灭菌刷接取适量的 0.5% 碘伏溶液(或 0.5% 洗必泰酒精溶液等),先刷指甲、指缝、手掌、手背及腕关节以上 5 cm 范围内,用螺旋式刷法计数 20 次,同法刷另一只手,再接取药液刷至前臂到肘关节以上 5 cm 部位,共刷 3 min 以上或消毒所需的时间;⑤再取另一灭菌刷及适量 0.5% 碘伏溶液按上述刷手步骤重复刷2 min(全过程持续 5 min);⑥抬起双手保持高过肘部的位置,并远离身体,以背开门进入手术室,避免再受污染;⑦取无菌擦手巾,然后将擦手巾斜对角折叠,先由一手从手腕往上慢慢移擦至肘上,不得回擦;⑧另取一擦手巾,以相同方法擦干另一只手臂;⑨取适量的 0.5% 碘伏或 0.5% 洗必泰酒精溶液,搓擦双手至腕关节以上 5 cm 处,直至药液挥发干燥,以保证手术全过程中戴手套的手部不致出现细菌。外科洗手和手消毒全程时间不应超过 2 ~ 6 min(避免长达 10 min),避免长时间洗手导致的皮肤损伤和浪费时间。

必须注意,消毒药液的容器不能敞口使用,以避免药液挥发,影响有效浓度和防止因遭受污染而生长细菌,更不能用碗、盘等盛放消毒药液。接取消毒药液的正确方法是:将消毒药液封闭在下部开口的瓶内,利用压力或脚踏开关,通过连接开口的管道流取药液。随用随取药液,取后立即自动关闭。

目前,国内少数医院已采用较先进的外科消毒洗手装置,它不仅自动启闭输送洗手药液,连洗手用水也经过紫外线自动消毒处理,能更可靠地保证手术前洗手的效果。

有效的洗手、手消毒及外科手消毒,都要求医务人员在操作中不得佩戴任何饰物,而且操作或手术所需的物品均安排在举手可及之处。供应室工作虽然不需外科洗手,但是,供应室工作者应了解外科洗手全过程,做好外科洗手的物品准备,如手套一定无破损、无针孔、无滑石粉颗粒,手刷符合刷手要求达到无菌,又不损伤皮肤等条件。

◀◀ 第二节　无菌操作技术

无菌技术的操作规程是根据科学原理制定的,所以操作过程中的任何一个细小环节都不允许违反规范要求,否则就可能造成医源性感染。为此,所有医务人员,尤其是医师和护士,都必须加强无菌观念,并精确、熟练地掌握这一技术,严格遵守操作规程,以保证患者安全并尽快康复。

一、无菌技术的基本原则

无菌技术是一项非常严密的操作技术,它必须考虑和杜绝多方面的污染因素,才能保证达到无菌。一般来说,实施无菌操作必须遵循以下几项基本原则。

（1）应明确无菌区和非无菌区。凡已经过灭菌而未被污染的区域称为无菌区,如已灭菌的物品,已铺好的无菌盘,已消毒过的手术野和穿刺部位等。否则,称为非无菌区或有菌区。

（2）进行无菌操作的环境要清洁、宽阔,并根据需要控制人员流动。关于室内空气细菌总数,根据不同条件有不同的要求。每日应按规定进行室内环境清洁,有条件的单位可采用空气净化装置,严格控制空气中的细菌含量。目前国内生产的净化装置种类较多。高效静电灭菌型室内空气净化机,它采用大气量、高效率地循环过滤室内空气,达到除尘、除菌,去除异味的效果。该机有吊式、壁挂式、柜式结构和安装于中央空调风管系统的 EL 系列,可用于大面积空气净化,具有红外线感应电子开关,人们入室内自动开机,人去室空后运转 30 min 自动关机;也可手动开机,适用于封闭式的手术室、产房、新生儿室和母婴同室、ICU、供应室的无菌物品存放间等部门的空气净化。

近年来,一般医院仍多采用紫外线照射法进行空气消毒。虽然它使用较方便,但一旦停止照射,空气中细菌数则会很快开始复升,在 0.5 ~ 2 h 内即可恢复到原来水平,同时还必须注意防止紫外线灯在照射时产生的臭氧刺激人体而产生的恶心、头晕或其他中毒症状。

（3）无菌操作前工作人员要戴好帽子和口罩,防止微生物通过头发上的灰尘、头皮屑及飞沫等途径造成污染。操作前应修剪指甲,并根据需要认真洗手、进行手消毒或外科手消毒,并按要求戴好手套等。

（4）取放无菌物品时必须面向无菌区夹取无菌物品时必须使用无菌持物钳(单个包装经灭菌后应干燥保存,无菌操作时打开即用,可维持 4 h 的无菌状态)。手臂应保持在腰部或治疗台面以上的本人视野之内(因视野以外,难以监察并保证无菌物品不遭污染)。操作时手臂不可接触无菌物品或跨越无菌区;身体应与无菌区保持一定的距离。不可面对无菌区、无菌物品谈笑、咳嗽,或打喷嚏,以防喷出的飞沫落入无菌区内。

（5）手术、治疗或检查等无菌操作开始时,所准备的无菌医疗用品只限于特定患者使用。如果所备物品未使用完,也应视为已被污染,并不得转为他用。无菌持物钳同样不可与手术台和治疗盘的任何部位接触,以防污染。

（6）无菌操作时,所用的灭菌物品,如无菌盒、换药碗及弯盘等,其内面及边缘均应视为无菌;外面则为非无菌区。提取这类物品时应用手托物品的底部,避免触及边缘及内面。需要打开无菌包时,应先以手去揭开左、右二角,最后揭开内角,不可污染包布的内面。无菌包一经打开,逾期即使未使用,也应视为有菌。凡已取出的无菌物品虽未使用,也不可再放回无菌容器内。在供应室内打开的无菌包即视为有菌,不得下发使用。

(7)任何接触创伤面、侵入人体内或插入管腔的器物必须保证无菌,包括覆盖伤口、创面、手术切口的敷料,以及注射用具和各种导管等。

(8)经灭菌的物品应保存在严密完整的包装内和清洁、干燥、消毒处理后的环境里。布包保存期为1～2周,纸塑包装可按包装材料及厂商建议适当延长保存期。如超过期限应重新进行灭菌处理。由于微生物可通过毛细管作用侵入内部,所以布包受潮后,里面的无菌物品有可能遭污染,应予以重新灭菌。

二、无菌容器的使用

临床常用的无菌容器有无菌罐、无菌盘和无菌储槽等。无菌容器必须配有能严密地盖住容器口的全部边缘的盖子,即盖子不能小于容器口或嵌在容器口内。国内有可启闭的手术器械储存硬质容器,并且有密码锁防止在运输和储存中的污染。

为了保证物品无菌,且便于随时取用,应正确实行下述各条使用方法。

(1)打开无菌容器时,应将盖内面向上置于稳妥处或保持于手上。手不可触及盖的内面及边缘。关闭时,盖子必须由后向前移动,直到覆盖整个容器。

(2)从无菌容器中夹取物品时,必须用无菌持物器械,并不可触及容器的边缘。物品取出后应立即将容器盖严。若采用小包装,则不需要无菌持物钳。因此,提倡小包装,即可以减少污染又方便操作。

(3)无菌容器一经开盖后,限于24 h之内使用,超过24 h要重新灭菌。

三、无菌盘的设置

为了短时间存放无菌物品和便于实施各项无菌操作,常将无菌治疗巾铺在洁净的、干燥的治疗盘内,建成一无菌区——无菌盘,如注射盘、换药盘、气管切开护理盘和吸痰盘等。它们均有较严格的无菌要求,操作时通常应注意以下3点。

（1）操作要求规范化,通常是:取1个无菌双层治疗巾,提起同一边的两角,使成对折,无菌面向内,置于清洁盘内,开口置于近身侧。掀开盘中的无菌巾时,先用手捏住巾的上层两外角掀起,使无菌面向上,然后将上层反折再反折,形成4层置于对边,此时露出下层无菌面,即可按需要和操作规程在无菌面上放置应准备的无菌物品。

（2）铺无菌盘所用的治疗巾除需保证无菌外,还必须干燥、完好。

（3）准备妥当的无菌盘必须于4 h内应用,且使用1次后即需更换。

第七章 消毒供应室护理

◀◀ 第一节 清洗消毒器

一、设备特点

清洗消毒器是一种通过全自动控制系统完成对器械、器具、物品的冲洗、洗涤、漂洗、终末漂洗、湿热消毒、干燥等一系列处理过程的设备。主要技术参数应符合 YY/T 0734 的相关标准,进口设备应符合 ISO/TS 15883-5 的系列标准。

清洗消毒器是利用水压冲刷作用,再结合清洗剂及湿热消毒作用,最终达到去除和(或)灭活被污染物品上的有机物、无机物及微生物的目的。采用清洗消毒器进行自动清洗消毒的优势在于可以确保过程参数的可控性,以及保证清洗和消毒效果的可重复性,同时可以最大限度地保护操作人员和降低清洗消毒的人力成本。

清洗消毒器是 CSSD 必配的重要设备之一,也是使用频率最高的设备。清洗消毒器的正确维护保养,是保证清洗消毒质量、提高器械周转效率的最重要措施之一。

目前 CSSD 常见的清洗消毒器类型,根据清洗舱的数量可分为单舱清洗消毒器和多舱清洗消毒器。另外,医院可根据对承载容器及运输车等的处理需要,选用清洗容量大的大型清洗消毒器。这种大型清洗消毒设备,由于生产标准和技术参数存在不同,其处理物品的范围会有所不同,如需用于手术和诊疗器械的清洗消毒,则 CSSD 须经过确认方可使用。

二、日常维护

清洗消毒器的日常维护应遵循设备使用说明书及设备生产厂家的指

引,由岗位操作人员负责执行。CSSD 管理或质控人员实施定期监督检查和维护质量分析。

清洗消毒器的日常维护包括日常清洁(即运行前和运行后的清洁)和运行前的安全检查。

(一)日常清洁

清洗消毒器每日运行前和运行后,至少常规清洁各一次,清洁的范围包括表面、内舱及辅助设备等。

日常清洁应建立操作指引和记录表,清洁过程中按照日常维护记录表进行检查和评估,特殊情况应采取对应措施。

日常清洁的具体操作如下。

1.表面　表面应使用软布蘸取中性清洗剂擦拭清洁。建议根据设备的材质特点选择合适的清洗剂,如:玻璃材质,可选用玻璃清洗剂;不锈钢材质,可选择中性或弱酸性的清洗剂,并在清洁后使用保养油擦拭保养;其他材质可以参考设备生产厂家的指引。操作面板不宜使用清洗剂,一般情况下使用清水擦拭清洁即可。

2.内舱　需要进行日常清洁的内舱位置包括内舱四壁、舱体顶部及底部、滤网、清洗层架及喷淋臂等。每日使用纯化水擦拭清洁,同时去除可见污物。不同位置和不同类型的污物清洁方法如下。

(1)内舱四壁、舱体顶部及底部这些位置常受水质、清洗剂、器械污染物的影响,残留污垢的成分复杂,因此,除了常规清洁外,对于不易清除的特殊污垢,应选择适宜的清洗剂,或咨询设备生产厂家工程师的建议,进行针对性的清洁。

另外,顶部及底部的结构较复杂,应根据不同设备生产厂家的结构设计特点,对顶部及底部的喷淋臂进行检查和清洁,清理空隙内残留的异物,检查螺钉和其他部件是否丢失或缺损。

(2)滤网每日运行前及运行后,应检查舱底滤网是否有异物残留,如棉絮、细小金属医疗废物等;还需移开滤网,检查温度传感器探头,如有异物黏附,可用清水冲洗或擦拭清除,温度传感器探头为精密部件,清洁时需动作轻柔。

(3)清洗层架及喷淋臂每日运行前,检查清洗层架是否有污垢;检查喷淋臂出水孔是否有棉絮、金属及其他异物残留,如有残留应及时清理。

3.辅助设备　辅助设备包括装/卸载车、自动装/卸载系统等。

每日应使用柔软清洁布蘸中性清洗剂,彻底擦拭清洁装/卸载车及自动装/卸载系统的表面、滚轴、活动的拉杆等位置,清洁装/卸载车的液体收集容器及相关管路。

（二）运行前的安全检查

运行前的安全检查即对清洗消毒器运行所需相关要素的检查,如清洗相关介质供应、动力装置、清洗剂等,以及对清洗消毒器外面、内舱及辅助设备的检查。

1.检查清洗相关介质供应　确认水、电、压缩空气、蒸汽（蒸汽加热型的清洗消毒器需要检查）等的开关和压力表是否处于正常状态;检查各项相关介质的压力是否处于符合要求的范围内。为了便于岗位操作人员对照检查,可在相应的仪表处设置参数标识,如水压 3～5 bar、压缩空气 5～7 bar、蒸汽压 3～5 bar 等。

2.检查动力装置　蒸汽加热型的清洗消毒器需要检查动力装置的安全状况,如蒸汽减压系统、蒸汽管道、蒸汽冷凝水管道等是否有老化、漏液和漏气现象,如有上述现象应及时维修。

3.检查清洗剂　①检查各种清洗剂是否足量确保清洗剂在有效期内使用,每日核查清洗剂的剩余量,确保符合使用要求。开启后的清洗剂使用时间不宜过长,建议不超过 1 个月,或者遵循清洗剂生产厂家的指引。②检查清洗剂的各个抽吸泵确认正确连接于对应的盛装容器内,检查清洗剂吸引管路是否通畅,确认无变形、扭转、老化和穿孔等异常现象,如有异常应及时调整或维修。

4.检查内舱　确认舱体内侧面用于连接清洗架进水孔的装置开关灵活,固定螺钉无松动或脱落。

5.检查清洗层架及喷淋臂　清洗层架及喷淋臂应稳固、平衡、灵活,舱体顶部及底部的喷淋臂安装应牢固。如有异常,及时维修后才能使用。

6.检查舱门　手动开门的清洗消毒器应检查手柄是否灵活、无松动,自动门的清洗消毒器应检查开门按键是否灵敏,装/卸载门不应同时打开。门密封圈应紧实,用手指按压弹性好,无缺损、老化、膨出、裂开、异物黏附等。

7.检查装/卸载车　检查刹车装置是否完全制动;确保装/卸载手柄灵活,能够固定清洗层架并与舱门准确衔接,易于推送清洗层架。

8.检查操作面板　确保显示屏能正确显示相关信息,指示灯正常工作。

（三）记录

CSSD 应制定和完善清洗消毒器日常维护记录表，操作人员依据记录表的项目逐一执行，并及时记录。记录内容包括执行日期、清洁维护的项目、安全检查的项目、异常情况的处理等，执行后需签名。

三、定期检测

（一）目的

1. 确保物品的清洗消毒质量符合要求　通过定期对清洗消毒后的器械、器具和物品的清洗质量、消毒质量、干燥质量等的检测，间接评估设备性能是否合格，以及清洗消毒器的使用和维护方法是否正确。

2. 确保清洗消毒器的性能符合要求　通过定期对清洗消毒器基本运行项目的测试、湿热消毒阶段的温度和时间等参数的测试，以及干燥性能的测试等，直接评估清洗消毒器的性能是否符合使用要求。

（二）内容及频率

清洗消毒器的定期检测，应从清洗消毒效果检测和设备性能检测两方面来综合评价检测的结果，即定期检测器械、器具及物品的清洗与消毒效果，定期检测清洗消毒器的主要性能。

检测的频率包括常规定期（每月、每季度、每年）检测和特殊情况下的检测。

1. 常规定期检测　常规定期检测包括对器械、器具及物品的清洗效果和消毒效果检测，以及清洗消毒器的性能检测。

（1）器械、器具及物品的清洗效果检测：定期对经过清洗消毒器清洗的器械、器具及物品进行清洗效果检测，具体的检测内容及频率为：①采用目测和（或）借助带光源放大镜的检测方法，对清洗消毒器清洗后的器械、器具和物品的清洗质量进行检测。应每月至少检测一次；②采用定量、半定量或定性的检测方法，对清洗消毒器清洗后的器械、器具和物品的清洗质量进行检测。建议每年至少检测一次，或根据具体需要增加检测的频率。

（2）器械、器具及物品的消毒效果检测：对消毒后直接使用的器械、器具及物品，应每季度至少抽检消毒效果一次，每次抽查 3～5 个有代表性的器械、器具及物品。

（3）清洗消毒器的性能检测：对清洗消毒器的基本运行性能、清洗性能、消毒性能和干燥性能进行定期检测，具体的检测内容及频率如下：①基本运行性能检测。CSSD 可遵循设备生产厂家的设备使用说明书或指引进行。主要检测项目包括喷淋臂的转速测试、清洗剂计量系统的准确性测试、化学剂残留的清除性能测试等。建议每年至少检测 1 次，或清洗质量下降时可随时检测或增加检测频率。②使用清洗效果测试物检测。采用清洗效果测试物对清洗消毒器的清洗效果进行检测，可以根据实际需要选用不同类型的测试产品。建议每年至少检测 1 次，当清洗物品或清洗程序发生改变时，作为其中的 1 项检测。③消毒性能检测。使用外置的温度检测仪，监测清洗消毒器运行过程中，其湿热消毒阶段的温度和时间等关键参数是否符合要求。应每年至少检测 1 次；当湿热消毒不合格时，可以随时检测或增加检测频率。④干燥性能检测。即按照 YY/T 0734.1—2018 的要求（具体操作见本节相关内容），定期对使用清洗消毒器清洗消毒和干燥后的器械、器具及物品进行干燥效果的评价，以此检测清洗消毒器的干燥性能。建议每年至少检测 1 次；当干燥效果欠佳时，可以随时检测或增加检测频率。

2. 特殊情况下的检测　特殊情况主要是指清洗消毒器新安装、移位、大修后，更换清洗剂的品牌及浓度配比，改变清洗程序的参数，改变装载方法，清洗首次使用的器械、器具及物品等。此时需要重新对清洗消毒器进行清洗性能和清洗效果的检测，具体可参照常规定期检测的方法实施。

（三）实施方法

1. 器械、器具及物品的清洗效果检测　对使用清洗消毒器清洗后的器械、器具及物品，其定期清洗效果检测方法包括目测法，定量、半定量或定性的血液残留指示物检测法，清洗效果测试物检测法等。具体方法如下。

（1）目测法：采用目测和（或）借助带光源放大镜检测的方法，对器械、器具及物品的清洗效果进行定期抽检，这是最常用、最简便的检测方法。对器械采用目测直接观察，可配合使用 3～6 倍的带光源放大镜。检测时要把器械充分展开，除了检测器械表面，还要注意对齿槽、轴节、锁扣等部位的检测。对器械管腔的检测，可以借助通条（建议使用微细纤维材料）、毛刷（建议使用聚酰胺纤维，俗称尼龙）及气枪等工具。使用毛刷检测管腔时，应注意规格和 M 长度与管腔相匹配，以达到充分检测管腔内壁的目的。

（2）定量、半定量或定性的血液残留指示物检测法：定量、半定量或定性的血液残留指示物检测法即使用定量、半定量或定性的血液残留指示物,检测器械、器具及物品的清洗效果的方法。此类检测方法根据原理的不同,可分为蛋白残留检测法、血液残留检测法、ATP(腺嘌呤核苷三磷酸)生物荧光检测法等。

这类方法可定期用于检测器械的表面、内腔等位置的清洗效果,尤其是目测不易观察的器械齿槽、细长管腔、缝隙、轴节等。检测时,在器械难清洗的位置取样,按产品说明书或生产厂家建议进行检测。注意:不同类型、不同生产厂家的检测产品,其使用方法、结果判断方法及检测意义不同,请参照相应产品的说明书。另外,由于血液残留指示物的相关检测产品使用成本较高,CSSD 可以根据实际条件选择使用。

使用上述方法进行定期检测后,应及时准确记录检测的数据,统计清洗合格率和异常情况。对清洗合格率明显下降或者性能检测不合格的现象,在排除人为操作及流程等因素外,应对设备相关的参数和性能进行全面检测,找出问题的原因,进行整改,提高清洗质量。

2. 器械、器具及物品的消毒效果检测   在使用清洗消毒器湿热消毒后,采用生物学检测法对器械、器具及物品的消毒效果进行检测,评价清洗消毒器的消毒效果。操作方法须符合 GB 15982—2012 的要求,详细如下。

(1)取样方法:器械、器具及物品充分拆卸后,使用清洗消毒器进行清洗消毒,程序结束后,在结构复杂的位置取样,送检验部门进行细菌计数检验。注意取样后尽快对样品进行检测,送检时间不得超过 4 h;若样品不能及时送检则需在 0~4 ℃的条件下保存,且送检时间不得超过 24 h。不同类别的器械、器具及物品,应采用不同的取样方法。

(2)结果判断:根据 GB 15982—2012 的要求,高度危险性医疗器材应无菌;中度危险性医疗器材的菌落总数应≤20 CFU/件(CFU/g 或 CFU/100 cm^2),不得检出致病性微生物;低度危险性医疗器材的菌落总数应 ≤ 200 CRJ/件(CFU/g 或 CFU/100 cm^2),不得检出致病性微生物。

(3)检测结果处理:检测不合格时,在排除材料采样等干扰因素后,CSSD应督促和协助设备维护保养工程师检查清洗消毒器是否存在故障,如有故障及时维修。重新检测合格后,方可继续使用。

3. 清洗消毒器的性能检测   根据 WS 310.3—2016 的要求,应对清洗消毒器进行定期检测。按照设备使用说明书或设备生产厂家的指引,由设备生产厂家或经过授权的第三方专业机构进行检测。检测方法与评价参照YY/T 0734.1—2018、ISO/TS 15883—5 等国内和国际标准。

医院设备管理部门和 CSSD,可根据 YY/T 0734.1—2018 的要求,与设备生产厂家共同协商,确定检测的具体项目,包括重要参数的检测,如时间、温度等,并确定测试的频率(每年至少 1 次)。医院和检测方共同制定整体的检测方案,包括检测目的、测试的清洗消毒器数量、测试的清洗程序、检测过程所需的时间、检测费用、所需人力、内容。将协商结果形成文件,检测结果异常的处理、检测结果报告的书写要求等内严格执行。

建议定期性能检测的内容包括基本运行项目检测、清洗效果指示物检测、湿热消毒性能和干燥性能的检测等,具体介绍如下。

(1)基本运行项目检测:基本运行项目检测包括对门封及互锁系统、自动控制系统、计量系统、计时装置、水箱水压及排水系统、仪器仪表及控制、化学剂残留的清除性能等的检测。其中的门封及互锁系统、自动控制系统、计时装置、水箱水压及排水系统、仪器仪表及控制等详见本章相关内容。计量系统的检测、化学剂残留的清除性能检测方法如下。

1)计量系统的检测:重点是检测清洗剂的计量泵每次抽取量是否准确。具体检测步骤:用刻度精确的小量筒,取高于所测试清洗消毒器设定量的清洗剂,倒入大容量(建议>1 000 mL)的量杯盛装,把计量泵前端至少1/3 的部分放进量杯,运行清洗程序。程序结束后,用小量筒测量清洗剂的剩余量,以此计算实际使用量并记录;与清洗程序的设定量作对比,以此判断计量泵的每次抽取量是否准确。计量泵每次抽取量的偏差值,可根据设备生产厂家的设备使用说明书确定范围,如超过设备的设计范围,则需要检修清洗消毒器。

说明:使用小量筒测量,可以最大可能地保证计量精确。

2)化学剂残留的清除性能检测:即检测清洗消毒器对清洗过程所使用清洗剂的漂洗和清除性能。

实施原则:测试前应向清洗剂生产厂家获取相关的参考资料,明确参考值(如允许残留的最大限值),以及用于确定过程残留物的检测方法等。

操作方法:通过监测终末漂洗后的漂洗液电导率,反映最后的化学剂残留量,由此间接判断清洗消毒器的漂洗性能,其计算公式为:

清洗剂残留的电导率=终末漂洗液的电导率−清洗前纯水的电导率

终末漂洗后水样抽检的具体位置,需要咨询设备生产厂家的设备维护保养工程师,一般可以在终末排水管出口另外安装接水口,也可以在其他位置取漂洗后的残留水样。电导率的监测可使用测试笔或其他检测工具。

171

3)结果判断:化学剂残留量,与清洗消毒器的漂洗性能,清洗剂的质量,待清洗器械、器具或物品的污染程度等因素相关,判断测试结果时,应排除干扰因素,客观评价清洗消毒器的性能。

(2)清洗效果指示物检测:根据 WS 310.3—2016 的要求,每年应使用清洗效果指示物测试清洗消毒器的清洗性能。

目前常用的产品类型包括 PEREG GmbH 的清洗效果监测卡,即 TOSI 卡;ALLClean 清洗质量测试卡,即 STF 卡;清洗效果测试卡(安易测);机械清洗效果测试卡等。由于不同生产厂家的清洗效果指示物作用原理与使用方法存在差异,CSSD 使用前应认真阅读产品的说明书,了解测试的原理、意义、方法及注意事项,并根据实际需要选择使用。

使用清洗效果指示物时,应根据产品说明书的指引确定放置的位置,原则上放在边缘和中间等水流冲洗薄弱的位置。

(3)湿热消毒性能检测:清洗消毒器的湿热消毒性能检测,是指使用外置的温度检测仪,测试湿热消毒阶段的温度和持续时间这两项关键参数。具体的实施方法如下。①方案准备:CSSD 应协助医院设备管理部门,与设备检测方协商和拟定实施方案。可以与清洗消毒器的其他定期检测项目,如清洗效果检测等同时实施。②设备准备:CSSD 选定需要进行定期检测的清洗消毒器,可以设定专门的测试程序,也可以选用实际运行的程序。注意测试前由设备维护保养工程师检查清洗消毒器是否有明显的故障,并彻底清除内舱和喷淋孔的残留异物。③人员准备。执行检测的人员应为设备生产厂家的经过培训的工程师,或已获授权的第三方检测机构的经过培训的工程师;医院设备管理部门和 CSSD 选派质控人员协助和监督检测过程。④检测仪器设备。应使用计量部门校验过检测探头的温度检测仪,以及对应的软件系统。⑤测试探头布点方法。根据 ENISO 15883-1 的指引,每部清洗消毒器需放置 4~6 个温度探头:如果放置 6 个探头,推荐重复运行至少 2 个循环;如果放置 4 个探头,则需要重复运行至少 3 个循环。清洗架的每一层至少放置一个温度探头;靠近温度传感器旁边,必须放置一个温度探头;保证整个清洗内舱均匀布点,同时兼顾需要重点监控的位置,如器械堆集点、清洗内舱最难升温点等。⑥测试。运行预设定的测试程序或选定的实际负载程序。运行结束后,取出温度探头,使用专用的软件系统读取数据,并生成清洗消毒过程的温度和时间曲线图。⑦结果判断。根据 WS 310.2—2016 的标准(表7-1),判断过程曲线图中湿热消毒阶段的温度和持续时间是否符合要求。如果测试结果不合格,在排除检测仪器、操作方法等干扰因素外,应协同设备维护保养工程师彻底检修清洗消毒器,再次进行检测,合格后方可继续使用。⑧检测报告书。由检测方出具检测报告书,内容应包括检测日期、设备编号、清洗的负载类型、探头摆放位置的文字描述和图片、温度和时间数据、温度和时间的曲线图、探头的检验报告、测试的结论、测试不合格的处理方法等。

表 7-1　湿热消毒的参数判断标准

类别	温度/℃	最短消毒时间/min
消毒后直接使用	93	2.5
	90	5
消毒后继续灭菌处理	90	1
	80	10
	75	30
	70	100

(4)干燥性能检测:干燥性能检测是指对清洗消毒器的自动干燥性能进行定期测试。

1)检测方法:按设备生产厂家规定的处理负载类型(清洗程序)规范摆放待清洗的器械、器具及物品,冷启动(即该清洗消毒器至少 1 h 内没有运行),运行一个包含干燥步骤的清洗周期后,取出器械、器具及物品,目测器械、器具及物品的干燥效果,统计并记录该清洗批次的干燥合格率。如果合格率过低或明显下降,在排除装载不规范、空气过滤器堵塞等干扰因素后,CSSD 应督促设备维护保养工程师全面检修清洗消毒器,检修后再次测试。如设备未发现故障,则可根据器械、器具及物品材质的温度耐受情况,调整干燥阶段的温度和时间,并重新检测,提高干燥质量。

2)判断方法:不同类型的器械、器具及物品,其干燥程度的判断方法不同,可参考 YY/T 0734.1—2018 的指引进行。一般器械、器具及物品,可以直接目测,或者放在蓝色的吸水纸上观察,如有水分残留,则干燥检测不合格;管腔器械,则应采用干燥的压缩空气吹扫管腔,并将其排气口对准一面镜子,如果镜子上起雾或排出的湿气形成可见水滴,则认为是有残留水,即干燥检测不合格。

4.开展清洗消毒器定期性能检测的注意事项

(1)测试方案:应提前设计完整详细的测试流程,包括物品的准备、布点要求、测试程序的选择、测试结果的判断方法、检测报告书的内容等。

(2)设备准备:应提前清理清洗消毒器的内舱、筛网及喷淋臂的异物,检查计量泵及管路是否通畅,检查目前的参数设定是否异常。

(3)清洗效果指示物准备:检查清洗效果指示物是否过期,储存方法是否符合产品说明书的要求。

(4)标识:测试过程中,应注意标识和记录指示物或探头的放置位置并拍照,以便复核测试过程和结果。

(5)避免干扰因素:器械、器具和物品的清洗、消毒及干燥效果不合格时,应注意分析是否存在与操作方法、介质、产品质量等相关的干扰因素,包括:装载不符合要求,清洗剂质量问题,水压、水质不符合要求,测试卡的设计参数不符合本设备的使用要求,测试物的储存和运输不符合要求,温度检测仪与信息读取软件不匹配等。

(6)参考:清洗消毒器的定期检测方案,可参考表7-2。

表7-2　清洗消毒器清洗消毒检测方案

阶段	负责部门	内容	注意事项
准备阶段	CSSD	复核清洗操作规程正确性	检测应反映日常工作质量
		设备准备:全部或选择	与设备使用时间协调
		清洗程序:全部或选择	注明选择程序的理由
		器械样本:选择具有代表性的器械,如管腔清洗架配套的管腔器械、结构复杂的器械	与日常装载方法尽量一致,做到规范装载情况下检测。备足检测需要的器械数量
		清洗剂:使用种类和浓度	
		器械清洗效果检测用物,如放大镜或其他检测用物	与检测机构协调后落实
	设备生产厂家或检测机构	根据医院要求提交检测实施方案	CSSD 审核
		检测方法及结果依据的标准和条款	方案文件中注明
		使用的温度压力测定仪符合标准要求	能提供检测证书
		清洗效果指示物	方案文件中注明

续表 7-2

阶段	负责部门	内容	注意事项
实施阶段	设备生产厂家或检测机构	1.设备温度参数检测过程 (1)布点。①放置清洗效果测试卡:均放置于每个层架的边缘位置,测试卡面均朝上。②放置热力消毒测试卡:均放置于每个层架的边缘位置,测试卡面均朝上。③放置温度探头:装载架的对角和几何中心位置布置传感器。每层至少放 1 个温度探头,如装载架最上层(中心)、第 2 层(边缘)、第 3 层(中心与边缘中间)的位置,同时在靠近温度传感器的控制点旁边放置一个温度探头。 (2)运行检测程序:选择程序运行 1 个周期	CSSD 人员全程参加。按方案要求,配合做好检测器械样本的装载、卸载,观察器械清洗效果。测试卡放置位置及使用方法,应遵循使用说明书。温度探头放置方法,参照 YY/T 0734.1—2018 和设备生产厂家的要求如测试卡所要求的周期参数与设备本身默认参数不同,而且需使用在实际工作中较少选择的程序,建议不作为年度检测的工具
	检测人员与 CSSD 共同完成	2.普通外科器械清洗效果检测 (1)器械污染物:使用肝素抗凝血试验污染物来评价自动清洗消毒器对外科器械的清洁效果,或使用清洗指示物。器械样本要求:使用含接合处的外科器械(剪刀与止血钳的使用比例为 1∶1)。 (2)测试方法:将测试器械彻底清洁干燥,在室温下用刷子把试验血液污染物涂抹在器械表面的接合处和缝隙处;每个托盘放置 20 个接种了污染物的测试器械,按水平位置任意摆放。运行器械清洗程序,在清洁阶段结束后立刻停止程序,卸载	每个托盘放置 20 个测试器械,须用足够的数量,使清洗消毒满载注意:所有器械应在 30 min 内准备好并放置在托盘中。将器械置于托盘中,在室内环境温度和湿度下干燥约 30 min。检查每个器械的试验污染物,若在器械表面的凝固污染点直径>5 mm,则用吸水纸去除。CSSD 准备足够的器械,使清洗消毒器达到满载。每个型号的负载应至少在清洗消毒器内进行 3 次清洗程序

续表 7-2

阶段	负责部门	内容	注意事项
实施阶段	设备生产厂家或检测机构	3.结果评价。①清洗测试卡对照产品说明书,判断结果。②普通外科器械、微创外科器械的清洗效果应符合 YY/T 0734.1—2018 附录 B1.9 的要求。③通过温度监测仪分析过程曲线,判断结果。④如果测试结果有不合格的现象,应分析原因,检修设备。排除可能的原因后,再次测试形成检测报告书	

5. 相关知识

(1)温度探头的布点要求:使用温度压力测定仪检测湿热消毒效果时,温度探头布点数量和位置的具体方法:在清洗架的对角和几何中心位置布点,每层至少放 1 个温度探头,如清洗架最上层的中心,第 2 层的边缘,第 3 层的中心与边缘中间的位置;同时,在靠近温度传感器的控制点旁边放置一个温度探头。

(2)残留蛋白污染物检测和评价的试验方法:残留蛋白污染物的检测和评价试验方法,参照 YYJ 0734.1—2018 附录 E 执行。目前器械清洗效果检测方法的类型主要有目测法和定量/定性检测法。其中定量/定性检测法有蛋白残留物检测法、潜血试验法、血液残留测试法、腺嘌呤核苷三磷酸(ATP)生物荧光检测法等。由于医疗器械上污染物的主要成分是蛋白质,因此,蛋白残留物检测法是主要的检测方法,包括双缩脲检测法和(水合)茚三酮检测法,尤其是(水合)茚三酮检测法,对蛋白质和氨基酸具有高灵敏度,能够检出浓度为 2 mg/m^2 的氨基己酸。

◄◄ 第二节　供应室辅助清洗设备

一、水处理设备

水处理设备主要由多介质过滤器、活性炭过滤器和阳树脂软化器、反渗透装置、增压泵、纯化水储水罐、盐水桶等组成。

水处理设备启动工作程序后,原水(自来水)经过由多介质过滤器、软化过滤器、活性炭过滤器、精密过滤器组成的前处理装置后,水中部分离子、杂质等被交换或过滤清除。其中离子交换过程可以把水中的钙离子、镁离子去除,从而使原水得到软化,生成软化水;软化水在增压泵的加压作用下,通过孔径极细微的反渗透膜,其中的工业污染物、重金属、细菌、病毒等杂质全部被过滤,软化水即生成纯化水。

(一)维护和检测

1. 日常维护　日常维护包括日常清洁和日常检查,由经过培训的 CSSD 操作人员执行。

(1)日常清洁:应保持水处理设备的各个相关组成部件外表清洁。可使用中性的清洗剂擦拭设备表面的灰尘和污渍。尤其要及时清除管路中的螺钉等金属部件位置残留的盐,以免腐蚀金属。

(2)日常检查:①开机前观察盐水桶内的水位线是否在正常范围。如果水位线明显升高或者下降,应通知设备维护保养工程师检修,排除故障,维修后再开机;每日检查盐水桶的清洁情况,如有污垢,随时清洗;观察盐水桶内的剩余盐量是否足够,余量不足时应及时添加,以确保盐水桶内的盐水在常温下的饱和浓度。注意:不得使用加碘盐;观察工作区的自来水水压是否达到使用要求,相关的管路是否有滴水、渗水等现象,如有异常应及时通知维修;观察自动控制阀控制器的显示时钟是否准确,观察设定的再生间隔日期、再生时间是否符合使用要求。自动控制阀控制器因生产厂家的不同会存在差异。②开机后观察电导率。观察显示屏的电导率参数是否符合使用要求。如果水处理设备没有配置显示屏,则可使用电导率笔,每日检测电导率至少一次。操作方法:打开纯化水使用点的水开关,放水 10 min 后,取水样,把电导率笔插入水样中检测;观察水压。运行过程中,随时观察各个压力指示灯是否正常;观察纯化水或软化水压力表显示的压力是否符合使用要求。③维护记录。CSSD 执行日常维护后,应做好相关记录,记录的内容包括开启前的清洁和检查、开启后的电导率和水压情况(表7-3)。

表 7-3　CSSD 水处理设备日常维护记录

日期	电源开启	原水压正常（≥0.3MPa）	纯化水电导率［≤15 μS/cm(25 ℃)]	清洁设备外部	检查并清洁盐水桶	检查纯水储水罐	检查剩余盐量	检查控制阀时间	检查反冲日期设置	操作人员签名

注:维护完成后在相应栏中打"√"或写明情况并签名。

　　2. 定期维护和检修　水处理设备的定期维护和检修,包括定期清洁、定期更换耗材和定期检修设备。除了盐水桶的清洁可以由经过培训的 CSSD 操作人员执行外,其他维护项目均由医院的设备维护保养工程师或设备生产厂家及维护保养公司的设备维护保养工程师操作。医院设备管理部门应与设备生产厂家或维护保养公司协商定期维护和检修的内容,形成书面协议,并严格执行。

　　(1)定期清洁:①盐水桶建议每月至少清洗 1 次。更换盐水桶内的剩余盐水,彻底清洗盐水桶的内、外壁。②电导率探头建议每年至少清洗 1～2 次。清除电导率探头表面的沉淀物,以免影响电导率监测的准确性。

　　(2)定期更换耗材:①更换频率定期更换过滤、软化和反渗透所需要的耗材,包括精密过滤器滤芯、活性炭、阳树脂、反渗透膜等。更换的频率一般遵循设备生产厂家指引,具体可参考表7-4。②记录 CSSD 应做好备忘,建立耗材更换记录表,作为下一次更换时的参考。记录的内容见表7-5。

表7-4　水处理设备耗材的更换频率

耗材名称	更换频率	备注说明
精密过滤器滤芯(PP滤芯)	1~3个月	视水质而定
纯水箱滤芯	6个月	视水质而定
活性炭过滤器滤料:石英砂和活性炭	1年	—
软化器滤料:阳树脂	1~2年	—
反渗透膜	1~2年	可以每半年清洗1次,延长使用寿命

表7-5　水处理设备的耗材定期更换记录

更换日期	耗材名称					更换厂家签名	CSSD人员签名
	精密过滤器滤芯	纯水箱滤芯	石英砂和活性炭	阳树脂	反渗透膜		

（3）定期检修设备:由设备维护保养工程师执行,建议每半年检修1次,包括定期校准和定期检修。①定期校准:定期校准控制阀,确保再生日期和时间准确;定期校准水压表。②定期检修:定期进行全设备的检修,包括显示灯、显示屏、管路、控制开关、纯化水储水罐内安装的浸没式紫外线灯等。

设备维护保养工程师定期检修后,应及时反馈检修情况,最后形成定期维护记录单,提交给医院设备管理部门及CSSD存档。

（二）相关知识

1.医院CSSD要使用纯化水

（1）原水(自来水)中含有不同成分的杂质和离子化合物残留,会对所清洗的医疗器械、器具和物品及清洗和灭菌设备的材料造成一定的影响。因此,CSSD需要使用水处理设备把原水制备成纯化水,用于医疗器械、器具和物品的终末漂洗,以及供灭菌器使用。而且,原水经过了一系列处理后制备成纯化水,去除了全部或绝大部分的杂质和离子,可以保护器械和设备,延长其使用寿命。原水中各种不同成分的杂质和离子化合物对医疗器械及设备的具体影响见表7-6。

表7-6　原水中不同成分的杂质和离子化合物对医疗器械及设备的影响

原水中不同成分的杂质和离子化合物	对器械及设备的影响
碳酸钙和碳酸氢镁	碳酸钙和碳酸氢镁形成的石灰层会沉积于器械及设备表面
重金属和有色金属,如铁、锰、铜等	形成有色的硬化层
硅酸盐、硅酸	形成类似油质的有色薄层
氯化物	形成点状腐蚀
其他有机物	形成污渍和沉积物

（2）根据 WS 310.1—2016 的要求,医疗器械终末漂洗用水的电导率应≤15 μS/cm（25 ℃）;灭菌蒸汽供给水,电导率≤5 μS/cm（25 ℃）。压力蒸汽灭菌器供给水的质量指标见表7-7。

表7-7　压力蒸汽灭菌器供给水的质量指标（WS 310.1—2016 附录 B.1）

项目	指标
蒸发残留	≤10 mg/L
氧化硅（SiO_2）	≤1 mg/L
铁	≤0.2 mg/L
镉	≤0.005 mg/L
铅	≤0.05 mg/L
除铁、镉、铅以外的其他重金属	≤0.1 mg/L
氯离子（Cl^-）	≤2 mg/L
磷酸盐（P_2O_5）	≤0.5 mg/L
电导率（25 ℃时）	≤5 μS/cm

续表 7-7

项目	指标
pH 值	5.0 ~ 7.5
外观	无色、洁净、无沉淀
硬度（碱性金属离子的总量）	≤0.02 mmol/L

2.水处理设备相关耗材的作用

（1）盐的作用：盐水桶内保存的饱和盐水能够与阳树脂交换水中的钙离子、镁离子，产生软化水。

（2）活性炭、阳树脂的作用：活性炭主要用于去除水中的大分子有机物、胶体、余氯等杂质。阳树脂主要用于把水中的钙离子、镁离子等正离子交换出来，使自来水变成软化水，防止反渗透膜表面形成污垢。

（3）反渗透膜的作用：软化水通过反渗透膜后，去除存留的电解质、离子、微生物等，产生纯化水。

二、超声波清洗器

（一）概述

超声波清洗器主要用于管腔器械、结构复杂器械及器械残留的顽固污垢和锈迹等的初步清洗。其主要参数应符合 YY/T 1309—2016《清洗消毒器超声清洗的要求和试验》的要求。

1.工作过程　超声波清洗器工作时，产生的高频声波使清洗液在器械表面形成很多细微的小气泡。这些气泡十分不稳定，形成后即破裂并产生一个小负压区，由此产生的微水流不断交错穿行，使附在器械表面上的污物松动并分离，由此达到去除器械污物的作用。需要注意的是，清洗液中空气的存在，会影响小气泡的"工作"，致使超声波清洗器的性能下降，因此，使用超声波清洗器清洗器械前，必须先将清洗液中的空气去除。

2.应用范围　超声波清洗器工作时，其超声波频率越低，清洗效果越好，但是在器械表面产生的气蚀现象也越强烈。因此，在使用时应根据器械类型选择合适的工作频率，一般器械的超声波清洗频率为 35 ~ 40 kHz，而精密细小的器械，如眼科或显微手术器械，则宜选择 80 kHz 或 100 kHz，并严格掌握超声波清洗的时间,一般不超过 3 min 或遵循器械生产厂家的指引。

3. 常见类型　CSSD 常用的超声波清洗器,包括台式超声波清洗器、柜式超声波清洗器和组合式超声波清洗消毒器等类型。

(二)维护和检测

1. 日常维护　日常维护的主要内容是设备的清洁消毒和温度监测。

(1)常规清洁消毒:①频率为每日至少 1 次,必要时随时清洁消毒;②常规清洁消毒的具体操作如下。

内舱清洁:使用后,排干清洗舱内的清洗液,并用清水彻底清洗内舱,尤其要清除大颗粒污物和锈渣等沉淀物。同时,注意排水阀是否有异物堵塞,如有堵塞物须及时清理。

外壁清洁:可使用软布蘸中性清洗剂清洁外壁。注意清洗剂勿渗入操作屏幕的缝隙,以免造成设备短路。

消毒:清洁后,用温和的消毒剂擦拭消毒外壁和内舱,建议使用75% 酒精等无腐蚀性的消毒剂。

干燥:清洁消毒后,用洁净软布擦拭残留液体,保持内舱和外壁干燥。

清洁工具的选择:应使用非研磨性的清洁工具,如软布、海绵布等,禁止使用钢丝球、百洁布等,以免磨损设备。内舱与外壁的清洁工具应分开使用。

(2)特殊情况下的清洁消毒:处理被气性坏疽污染的器械后,应立即更换清洗液,并对内舱进行常规的清洁消毒。朊病毒、突发不明原因传染病的器械清洗后,遵循相关规定进行清洁和消毒。

处理内眼手术器械时,须使用专用的超声波清洗器,并且每次使用后应立即清洁消毒。

(3)温度监测:建议每日 1 次。使用留点温度计,监测清洗液的温度,结果应与设定的温度相符,如果偏差过大,应通知检修。

(4)维护记录:日常维护记录应包括清洁、消毒、温度监测等内容。具体可参考表 7-8。

(5)日常维护和使用的注意事项:①清洗液的液面高度为避免"干烧"损坏设备,内舱应装有至少达舱高1/2 高度的清洗液才能进行启动。同时,在清洗物和不锈钢吊篮已经放入清洗槽的情况下,最高液面高度不应超过清洗槽刻度线,以免液体溢出渗入操作屏幕的缝隙引起短路。②器械的放置方法放置清洗物时,应放进不锈钢吊篮中,不宜直接放在舱内,以免接触舱体底部。

表7-8　超声波清洗器日常维护记录

日期	外壁擦拭清洁(使用中性的清洗剂)	使用后,排空清洗液,用清水清洗内舱,用75%酒精擦拭消毒	清洗液温度监测是否合格	检查排水阀是否有异物	操作人员签名

注:维护完成后在相应栏中打"√"或写明情况并签名。

2.定期维护　超声波清洗器的定期维护方法,因设备生产厂家或设备型号的不同,可能存在差异,因此,可遵循以下原则制定维护方案和执行方法。

(1)制定维护方案的原则:医院设备管理部门,应请设备生产厂家或有资质的第三方维护保养公司按照设备使用说明书制定定期维护保养方案,规范定期维护保养的内容。同时,应明确医院设备管理部门、CSSD及维护保养执行方的各自职责。

(2)制定执行方法的原则:CSSD应协助、监督定期维护保养方案按期执行,并做好相关记录。对异常情况进行分析、整改、跟进等。

3.定期检测　CSSD应协助医院设备管理部门,根据设备使用说明书及设备生产厂家的建议,制定超声波清洗器定期性能检测的内容及频率,并按期执行,记录存档。

超声波清洗器的定期检测,可分为器械、器具及物品清洗质量检测和超声波清洗器性能检测两种类型。

(1)器械、器具及物品清洗质量检测:器械、器具及物品清洗质量检测即通过定期对超声波清洗后器械、器具及物品的清洗质量检测,间接判断超声波清洗器的性能。

1)检测频率:一般建议CSSD每季度检测1次。当超声波清洗效果明显下降时,应随时检测或增加检测频率,同时配合超声波清洗器性能检测。检测后分析清洗效果下降的原因,采取整改措施。

2)检测方法:以下3种方法,CSSD可以根据需要和实际条件选择使用。①目测法检测:这种方法简单易行,即定期使用目测和(或)带光源放大镜检测的方法,逐一检测器械的超声波清洗质量,并统计合格率。如果合格率明显下降,则应暂停使用,查找原因,及时检修。排除造成合格率下降的因素后再次检测。②模拟污染物检测:即定期使用人工模拟污染的器械,进行超声波清洗后检测清洗质量。实施方法:选择与日常超声波清洗相同类型的器械,用血液等污染物进行模拟污染,待器械上的污染物干透后,均匀放置于超声波清洗器内舱的各个位置,启动超声波清洗程序,清洗完成后,观察器械的清洗效果。如器械上污染物全部清洗干净,则为检测合格;如部分或全部器械不能清洗干净,则检测不合格。③测试卡检测:即定期使用超声波清洗测试卡检测超声波清洗的质量。CSSD使用测试卡前,应根据测试卡产品说明书及设备生产厂家的建议,确定使用方法、使用数量及测试布点。

下面以目前常用的某品牌测试卡为例,介绍检测过程。①实施方法:按照测试卡说明书的指引,使用正确的数量并放置在正确的位置,启动超声波清洗程序。结束后,取出测试卡,与使用前的测试卡对比,根据说明书判读检测的结果。②判断方法:如果测试卡的染色物全部清洗干净,则可以判断超声波清洗合格;如无变化或只能去除部分染色物,在排除测试卡的质量问题因素后,则可以判断超声波清洗不合格。CSSD需要协同设备生产厂家检修设备,待排除故障后,再次检测。

(2)超声波清洗器性能检测:超声波清洗器性能检测即定期采用铝箔纸、超声波能量检测瓶等材料或产品,检测超声波清洗器的性能。

1)检测频率:新安装、大修后,建议检测至少1次。器械超声波清洗质量明显下降时,随时检测。定期性能检测,建议半年执行1次;使用频率较高时,可增加检测频率。

2)检测方法:CSSD可以根据实际需求,选择使用以下检测方法。

3)铝箔纸检测:通过测试超声波对铝箔纸的穿透力,检测超声波清洗器的性能。实施方法:将铝箔纸铺满超声波清洗器的清洗筐,启动超声波清洗程序,完成后取出,观察铝箔纸被穿透的情况。如铝箔纸有明显的孔洞,则超声波清洗器的性能检测合格;如无明显孔洞,则检测不合格,设备需要检修。不同的超声波工作频率,建议分别测试。

超声波能量检测瓶检测。即使用专用的超声波能量检测瓶,检测超声波清洗器性能。根据检测瓶产品说明书或设备生产厂家的建议,确定使用方法、使用的数量和放置的位置。

下面以某生产厂家的超声波能量检测瓶为例,介绍检测过程。①实施方法:根据超声波能量检测瓶的产品说明书或设备生产厂家的建议,选择正确数量的能量瓶进行布点,小容量(<50 L)的超声波清洗器,至少使用 3 个能量检测瓶,分别放在超声波清洗器清洗筐内任意 1 条对角线的两端和中心位置;大容量(≥50 L)的超声波清洗器,至少使用 5 个能量检测瓶,分别放在超声波清洗器清洗筐内的四角及中心位置。②判断方法:超声清洗程序结束后,取出能量检测瓶,观察瓶中液体的颜色变化,如由蓝绿色变成黄色,则表示超声波清洗器性能检测合格;如果不变色,在排除超声能量检测瓶的质量问题因素后,可判断为检测不合格,应暂停使用,并马上联系设备维护保养工程师维修,待排除故障后重新检测。不同的超声波工作频率,建议分别测试。③检测记录:CSSD 应记录定期检测的方法及结果,并签名确认。如检测不合格,应通知设备维护保养工程师维修,维修后重新进行检测,合格后方可使用。具体可参考表7-9。

表 7-9　超声波清洗器定期检测记录

检测日期	超声波清洗器编号	基本参数			超声性能		清洗效果			操作人员	确认人员
		超声波频率	水箱温度	清洗时间	铝箔纸检测	能量检测瓶检测	代表性器械	清洗测试卡	其他		
附检测图片说明:											
定期检测结论:											
检测不合格的处理过程:											

注:检测完成后在相应栏中填写情况并签名。

三、蒸汽清洗机

(一)概述

CSSD 使用的蒸汽清洗机,是一种利用高温高压蒸汽对器械、器具和物品上难清洗的污物进行强力清洗的设备。

1. 工作过程　蒸汽清洗机通过自加热功能,对设备内部压力舱中的纯化水进行加热,生成高压(4~8 bar)蒸汽,并通过电磁阀控制,将蒸汽从手柄喷嘴中射出,对顽固污物进行喷刷清洗。

2. 应用范围　由于该设备对医疗器械细小、狭窄位置的清洗效果较其他清洗工具有优势,CSSD 常将其用于对管腔器械和结构复杂器械的预清洗或顽固污物的清洗。

(二)维护和检测

由于目前不同设备生产厂家的蒸汽清洗机,其结构、性能等都存在差异,CSSD 需遵循设备生产厂家的设备使用说明书及设备维护保养工程师的指引进行维护与检测。

1. 日常维护　每日使用后,用中性清洗剂清洁蒸汽清洗机的外面,包括手柄和喷嘴。再使用温和的消毒剂(如 75% 酒精)彻底擦拭消毒,并做好记录。

2. 定期维护和定期检测　CSSD 应根据设备的使用说明书及设备生产厂家的建议,制定蒸汽清洗机定期维护和定期检测的内容与频率,并由设备维护保养工程师按期执行,做好记录。

四、医用负压清洗机

(一)概述

医用负压清洗机,又名减压沸腾式清洗机,是利用沸腾的爆破力和冲刷力对医疗器械、器具和物品进行清洗的设备。

1. 工作过程　设备在对舱体内抽真空的同时加热舱内的清洗液,温度升高时,舱体内压力随之升高,当压力达到 123 Mbar 时,清洗液在 50 s 左右发生沸腾现象,此时设备的内部装置向清洗液内注入空气,清洗液发生剧烈沸腾,所产生的爆破力和冲刷力可以剥离器械表面和内腔的污物,从而达到清洗效果。

2.应用范围　医用负压清洗机在清洗时液体中的负压可以增强清洗效果,而且清洗过程可以控制在较低的温度,因此,可用于耐湿而不耐热的管腔器械和结构复杂器械的清洗。CSSD可以根据实际需要选择使用。

3.常见类型　目前国内常用的医用负压清洗机类型,根据外观和规格的不同,可分为柜式和立式,根据供给方式的不同,可分为电加热型和蒸汽加热型。

（二）维护和检测

1.日常维护　日常维护主要是对设备内舱及外壁的清洁和消毒。

（1）内舱的清洁与消毒:每日至少1次,使用软布及聚酰胺材质的清洗刷,彻底清洁设备内舱的四壁、舱底、门（盖）内侧、密封圈等位置,尤其是舱底的发热管等难清洗的位置。清洁后,使用温和的消毒剂（如75%酒精）擦拭消毒。内舱可活动的不锈钢隔板及装载筐,可取出进行清洗和消毒。

（2）外壁的清洁与消毒:每日至少1次,使用中性清洗剂擦拭清洁,并用温和的消毒剂（如75%酒精）擦拭消毒。

（3）清洗工具的使用注意事项:用于设备内舱和外壁的清洗工具应分开使用,并每日至少清洗消毒1次。

2.定期维护及定期检修　定期维护及定期检修包括定期对设备的自身清洁,定期对电控系统和管路系统的检修等。定期清洁可由CSSD经过培训的操作人员执行,定期检修应由设备维护保养工程师执行。

（1）定期清洁:CSSD应每月至少1次,对负压清洗机的内舱和管路进行清洁,即在空载状态下,注入水和多酶清洗液,运行正常的清洗程序进行自身清洁。CSSD应根据设备的使用频率和器械的污染程度,增加自身清洁的频率。

（2）定期检修:①电控系统的检修建议每季度1次,检查各种控制或执行系统的元器件是否有松动;检查连接和导线连接是否牢固。长期存放后,在使用前应进行安全检查,并进行总断路器的漏电检测。②管路系统的检修建议每季度1次,检查各连接管路的完好性,包括进水管路、多酶清洗液管路等。检查是否有渗漏,并检查各管路是否有破裂、老化等现象,如有异常应及时通知设备维护保养工程师进行维修或更换。

五、医用煮沸消毒器

(一)概述

医用煮沸消毒器,是指能够将水加热至预设的温度(如 90 ℃ 或 93 ℃ 等),并维持一段时间,使水中的耐湿耐热医疗器械、器具及物品达到湿热消毒目的的设备。

1. 工作原理　通过设备内部的加热部件,将煮沸机内舱的水或其他液体加热至一定温度后,按照预设的程序,恒定在 1 个具体的温度点,让高温液体将热能传导给医疗器械、器具和物品,从而实现湿热消毒。

2. 常见类型　医用煮沸消毒器的类型随着使用要求的提高而不断更新,根据操作类型的不同可以分为手动型和自动升降型。

3. 应用范围　医用煮沸消毒器主要应用于医院的 CSSD 手术室等部门对耐湿耐热医疗器械、器具及物品的湿热消毒。

(二)维护和检测

1. 日常维护和检测　日常维护和检测包括日常清洁、日常检查和日常检测。

(1)日常清洁:医用煮沸消毒器主要用于对终末漂洗后医疗器械的湿热消毒,被污染的程度并不大,因此,建议每日在排水后,用软布蘸取中性清洗剂,擦拭清洁内舱、层架或升降架、外盖、外壁即可。清洁时注意清理排水口的异物。

(2)日常检查:每日使用前,应检查电源是否正常、升降架是否升降灵活等;使用过程中,应检查是否有漏水、异常响动等现象。另外,随时观察操作面板的温度、时间显示是否有参数与实际不相符、参数显示乱码等异常现象,如出现异常,应及时通知设备维护保养工程师检修。

(3)日常检测:建议每日至少 1 次,使用(0～100 ℃)留点温度计,监测实际水温与设置温度是否一致,如有偏差,应及时检修后再继续使用。操作时,为了避免误差,可以同时使用至少 3 支温度计测量。

(4)温度和时间的选择:医用煮沸消毒器可以根据待消毒器械、器具及物品所能耐受温度的程度,设置合适的温度和时间。温度和时间的要求应符合 WS 310.2—2016 的要求,见表 7-10。

表7-10　湿热消毒的温度与时间

类别	温度/℃	最短消毒时间/min
消毒后直接使用	93	2.5
	90	5
消毒后继续灭菌处理	90	1
	80	10
	75	30
	70	100

（5）注意事项：①清洁医用煮沸消毒器应使用中性清洗剂、纯化水或氯化物含量低的液体，以避免或减少对内舱不锈钢材质的腐蚀；②清洁内舱及表面禁止使用研磨性的清洗工具，并建议擦拭的方向与不锈钢的拉丝方向一致；③升降器启动前应检查浸泡篮筐是否放置到位、检查筐内清洗物件是否外露，以避免设备和器械、器具及物品的损坏。

2. 定期检测和维护

（1）定期检测：定期检测和维护的内容，应包括安全性能检测、内舱完好性检测、加热部件的检测、管路和线路的检测、实际水温与显示温度一致性的监测等。由设备生产厂家或维护保养公司的设备维护保养工程师执行，CSSD 应做好记录并存档。

（2）定期更换：医用煮沸消毒器易损耗的零部件，如盖密封圈、过热保护装置等，应定期更换。更换的时间，视 CSSD 水源的质量及设备的使用频率而定。

六、医用负压干燥柜

（一）概述

医用负压干燥柜，又名真空干燥柜，是一种利用负压抽吸原理，对清洗后的医疗器械、器具和物品的残留水分进行彻底干燥的设备。

1. 工作过程　医用负压干燥柜在抽真空过程中，柜内气压逐渐降低，水的沸点也随之降低，因此，医疗器械、器具和物品内部残留的水分能够在较低温度（50~70 ℃）下快速发生沸腾汽化，汽化的蒸汽通过真空泵抽出，从而达到迅速干燥的目的。

医用负压干燥柜的最佳使用温度范围为 50～60 ℃,工作负压为 1.1～101.3 kPa。

使用前,CSSD 应充分咨询医疗器械生产厂家和医用负压干燥柜生产厂家的建议,应注意医疗器械对负压的耐受性,以免造成损坏。

2. 应用范围　医用负压干燥柜,由于对不耐高温的管腔和结构复杂的医疗器械有快速、高效的干燥效果,目前在医院的 CSSD、手术室、内镜中心、口腔科等科室被广泛使用。

3. 常见类型　常见的医用负压干燥柜有单开门、双开门 2 种类型,并有多种不同的容量规格。

（二）维护和检测

1. 日常维护　日常维护包括日常清洁、日常干燥和日常检查。

（1）日常清洁:每日至少 1 次,彻底清洁外壁、内舱和搁架。先使用软布蘸中性清洗剂去除污渍,再用清水（内舱和搁架的金属部分建议使用纯化水）清除残留的清洗剂。

（2）日常干燥:每日使用完毕后,空载运行 1 次,至少持续 15 min,以彻底将残留在真空泵内的水分抽干,避免损耗真空泵的性能。

（3）日常检查:每日运行前,检查操作面板是否显示正常,检查冷凝水排放管是否连接牢固。

2. 定期维护和检测　定期维护和检测包括定期清洁、定期维护和定期检测。

（1）定期清洁:每周至少 1 次,检查设备外置的盛装冷凝水容器,及时清理积存的液体,并清洁容器。如无外置冷凝水容器的设备,则无须执行。

（2）定期维护和定期检测:CSSD 应协助医院设备管理部门,根据设备的使用说明书及设备生产厂家的建议,制定定期检测方案,明确检测的内容和频率,按期执行并记录。目前常用的定期检测项目包括温度检测、漏电保护装置检测、空气过滤器检测等。

1）温度检测:新安装及关键配件维修或更换后,应至少检测 1 次。使用期间建议每月 1 次,如有异常,则随时检测。

检测方法:开启医用负压干燥柜,当温度显示达到设定温度后,将留点温度计放置在内舱的几何中间位置,检测柜内的实际温度是否与设定的温度一致。如温度偏差超出一定的范围(按设备生产厂家的指引),应通知维修,重新检测合格后,方可继续使用。

2)漏电保护装置检测。建议每隔半年对漏电保护器进行1次功能检测,由设备生产厂家的设备维护保养工程师执行。

3)空气过滤器检测。中效过滤器,建议每半年至少检测1次,由设备维护保养工程师拆卸检查尘污,必要时更换。高效过滤器建议每年更换1次。

(3)记录:定期维护和定期检测的记录,包括每月、每半年、每年的维护保养和检测项目,具体可参考表7-11。

表7-11　医用负压干燥柜定期维护和检测记录

日期	项目	频率	情况	操作人员	确认人员
	检测漏电保护器功能	每月			
	检测运行温度				
	清理或更换中效过滤器	每半年			
	更换高效过滤器	每年			
	其他项目				

注:完成维护和检测后签名,如有异常,在相应栏中写明情况。

第三节　消毒供应中心常用技术操作标准流程

一、回收操作标准流程

(一)普通器械、器具及物品回收

1.评估　回收路线明确、安全。

2.准备

(1)自身准备:按要求规范着装,戴圆帽、穿外出鞋、修剪指甲、洗手、戴手套,必要时戴口罩。

(2)用物准备:回收车、标识清晰的密闭回收容器、快速手消毒剂(在有效期内)、手套、回收用具的清洁及消毒设施。

3.实施

(1)回收转运:①检查回收用具。回收容器充足、密闭性好、标识清晰,回收车辆性能良好;防护用具齐全,满足回收需要。②推车沿污物回收路线至回收科室,戴手套,选取标识正确的清洁容器替换已存放污染器械的容器,放入回收车内;脱手套,快速手消毒,然后依次回收下一科室物品。③沿污物回收路线将物品回收、转运至消毒供应中心去污区。④穿防护服,戴手套,卸载回收容器交去污区工作人员。

(2)终末处理:①清洗、消毒回收车辆和容器,干燥备用;②物品定位放置,脱手套,脱防护服,规范洗手。

4.评价

(1)查对到位,回收信息正确无误,器械、器具及物品无损坏丢失。

(2)环境无污染,回收用具清洁、消毒合格,干燥备用,定位放置。

(3)与临床科室沟通好,科室满意,无纠纷、无投诉。

5.注意事项

(1)重复使用的诊疗器械、器具及物品直接置于封闭的容器中,精密、易损坏器械应采取保护措施,防止转运过程中碰撞损坏或遗失器械。

(2)先回收距离最远的科室物品,再沿污物回收路线逐个科室进行回收,线路清晰;不污染环境。

(3)接触污染物品的手套不能污染电梯等公共设施。

(4)做好自身防护,不发生职业暴露。

(二)特殊感染器械、器具及物品回收

1.评估　回收路线明确、安全。

2.准备

(1)自身准备:按要求规范着装,穿防护服、戴圆帽、戴口罩、戴护目镜、穿外出鞋、修剪指甲、戴手套。

(2)用物准备:回收车、标识清晰的特殊感染疾病专用密闭回收容器、感染疾病的名称、快速手消毒剂、手套、回收用具的清洁及消毒设施。

3.实施

(1)回收转运:①检查回收用具。专用回收容器密闭性好、标识清晰,回收车辆性能良好;防护用具齐全,满足回收需要。②推车沿污物回收路线至回收科室,戴手套,将标识正确的清洁容器替换已存放特殊感染器械、器具及物品的专用回收容器,双层封闭包装并有明显感染性病原体名称的特殊感染物品放入回收车内;脱手套,快速手消毒。③沿污物回收路线单独将物品回收运至消毒供应中心去污区。④穿防护服,戴手套,卸载回收容器交去污区工作人员处理并做好交接。

(2)终末处理:①单独清洗、消毒回收车辆和容器,干燥备用;②物品定位放置,脱手套,脱防护服,规范洗手。

4.评价

(1)自身防护到位,未污染环境,未引起感染扩散。

(2)回收用具清洁、消毒合格,干燥备用,定位放置。

(3)交接内容符合要求,重点交接特殊疾病名称。

(4)回收及时,沟通到位,科室满意。

5.注意事项

(1)被朊病毒、梭状芽孢杆菌及突发原因不明的传染病病原体污染的诊疗器械、器具及物品,使用者在使用后应先用消毒剂进行消毒保湿处理,再用双层防渗漏封闭包装并标明感染性疾病名称及科室名称,由消毒供应中心单独回收处理。

(2)根据特殊感染疾病名称选择相应的化学消毒剂对回收工具进行消毒,先消毒再清洁。

(3)做好自身防护,防止职业暴露及环境污染。

二、清点分类操作标准流程

器械、器具及物品清点是指对回收至去污区的可重复使用的污染诊疗器械、器具及物品,按科室与物品种类进行数量、质量的核查过程。器械、器具及物品分类是指根据器械、器具及物品的材质、精密程度、污染种类及程度、结构复杂性和功能等进行分别放置,等待后续处理的过程。

(一)评估

环境整洁,宽敞、明亮,符合规范要求。

(二)准备

1.自身准备 按标准预防要求着防护服、戴圆帽、戴口罩、穿防护鞋、修剪指甲、戴双层手套,必要时戴护目镜/面罩。

2.用物准备　清点分类台、垫巾、盛装容器或清洗装载篮筐、医疗废弃物盛装容器、锐器盒、污染布类回收暂存容器、各种标识牌、清点记录工具。

（三）实施

1.清点物品

（1）检查用物：防护用品齐全，清点分类用物及容器准备到位，性能良好。

（2）核对科室信息：将密闭回收容器置于清点分类台上，请第二人共同核对物品来源科室，两人确认无误。

（3）铺垫巾，打开回收容器，取出回收器械、器具及物品置于托盘，认真核对器械与物品的数量、质量及各零部件情况。

（4）核查清点信息，反馈录入相关信息。

（5）如发现数物不符或有损坏，或器械、器具与物品预处理不合要求，应与服务科室沟通。

2.终末处理

（1）清洁、消毒清点分类台，整理回收统计单存档备查。

（2）用物归位放置，脱手套，洗手。

（四）评价

（1）自身防护到位，无职业暴露。

（2）清点回收用具清洁、消毒合格，物品定位放置。

（3）信息统计准确无误，沟通良好，科室满意

（五）注意事项

（1）物品清点工作应在消毒供应中心去污区进行，禁止在回收容器内对物品进行翻找。

（2）器械取放时注意轻拿轻放，锐利器械、精密器械与特殊器械置于专用清洗篮筐并注意保护，避免损坏或遗失；手术器械与其他器械分开清点，不得混淆。

（3）特殊病原体污染的诊疗器械、器具及物品，应执行 WS/T367—2012 的相关规定。

（4）结构复杂、精密、贵重的器械按科室管理要求做好标识，清洗时注意识别，避免处理不当导致丢失或损坏。

（5）清点分类应两人进行,确保准确无误。

三、清洗消毒操作标准流程

(一)耐湿、耐热器械、器具及物品的手工清洗消毒

1.评估　环境整洁、宽敞、明亮,符合去污区环境及器械清洗要求。

2.准备

（1）自身准备:按标准预防要求穿防护服、戴圆帽、戴口罩、戴护目镜或面罩、穿防护鞋、修剪指甲、戴双层手套。

（2）用物准备:转运车、清洗及浸泡槽、用于清洗的支撑架、器械清洗篮筐及保护工具,压力水枪、压力气枪、干燥设备,专用器械清洗刷等清洗工具,各种医用清洗剂、医用润滑剂、消毒剂、标识牌等。

3.实施

（1）清洗物品:内容如下。①检查用物:防护用品齐全,清洗消毒用物准备到位,性能良好。②冲洗:将污染的器械、器具及物品置于流动水下冲洗,有腔隙的器械或穿刺针用压力水枪冲洗,初步去除污染物。③浸泡:按产品使用说明配制医用清洗剂。打开污染器械的关节及器械上的阀门,完全浸没于清洗剂中(穿刺针用注射器抽清洗剂注满针梗内腔)5~10 min。④洗涤:选用专用清洗刷,沿器械纹理一致的方向在液面下刷洗。齿位、关节位、卡锁位、有腔隙器械的内侧面为重点清洗处。吸引头、测压管或有腔隙器械先用压力水枪冲洗去除污渍,再用合适的清洗刷在液面下反复来回刷洗管腔内部(清洗时两头见刷),然后用压力水枪冲洗干净。穿刺针用棉签擦拭针栓内面,再用压力水枪反复冲洗针梗。压脉带放入碱性清洗剂中反复进行揉搓。⑤漂洗:洗涤后使用流动水冲洗/刷洗,清除残留的污渍和清洗剂。⑥终末漂洗:选择电导率 15 μS/cm(25 ℃)的水进行终末漂洗。⑦消毒:首选湿热消毒,也可采用75%酒精、酸性氧化电位水或其他消毒剂进行消毒。如使用化学消毒剂进行消毒处理,需按规定再次选择纯化水或蒸馏水进行终末漂洗。

（2）终末处理:清洗完毕,对工作场所及清洗工具按要求进行清洁、消毒处理,清洗工具定位放置。离开去污区时工作人员脱外层手套,脱防护服/防水围裙,脱内层手套,脱护目镜/面罩和口罩,洗手,更鞋。

4.评价

(1)自身防护到位,无职业暴露。

(2)器械表面及其关节、齿牙处光洁,无血渍、污渍、水垢等残留物质和锈斑;功能完好,无损毁。

(3)消毒方法正确,消毒效果及监测符合规范要求,记录准确。

(二)不耐湿、不耐热器械、器具及物品的手工清洗消毒

1.评估　环境整洁,宽敞、明亮,符合去污区环境及器械清洗要求。

2.准备

(1)自身准备:按标准预防要求穿防护服、戴圆帽、戴口罩、戴护目镜或面罩、穿防护鞋、修剪指甲、戴双层手套。

(2)用物准备:转运车、清洗槽、清洗架,用于清洗的支撑架、器械清洗篮筐及保护工具,压力气枪、干燥设备、专用器械清洗刷、软布等清洗工具,各种医用清洗剂、医用润滑剂、消毒剂、标识牌等。

3.实施

(1)清洗物品:内容如下。①检查用物:防护用品齐全,清洗消毒用物准备到位,性能良好。②初步擦洗:将清洁湿软巾擦拭器械、器具及物品的各个面3遍。③医用清洗剂擦洗:用酶有清洗剂的清洁软巾擦拭器械、器具及物品的各个面3遍。④清水擦洗:将清洁湿软巾擦拭器械、器具及物品的各个面3遍。⑤终末擦洗:用酶有蒸馏水或纯化水的清洁软布擦拭器械、器具及物品的各个面,再用清洁的干软巾擦干。⑥消毒:脱外层手套,用灭菌纱布蘸75%酒精或遵循厂家要求/指导手册进行擦拭消毒3遍,并将消毒好的器械、器具及物品用专用托盘经传递窗递交给检查包装及灭菌区。

(2)终末处理:清洗完毕,对工作场所及清洗工具按要求进行清洁、消毒处理,清洗工具定位放置。离开去污区时工作人员脱外层手套,脱防护服防水围裙,脱内层手套,脱护目镜/面罩和口罩,洗手,更鞋。

4.评价

(1)符合标准预防要求,操作规范;自身防护到位,无职业暴露。

(2)器械表面及其关节、齿牙处光洁,无血渍、污渍、水垢等残留物质和锈斑;功能完好,无损毁。

(3)消毒方法选择正确,消毒效果及监测符合规范要求,记录准确。

5.注意事项

(1)不耐湿热的精密、复杂器械采用手工擦拭清洗方法。器械轴节充分打开,可拆卸的零部件拆卸到最小单位。

(2)器械、器具及物品在消毒前应充分清洗干净,消毒后注意保护,避免污染。

(3)清洗用具应每班清洁、消毒后干燥备用。

(三)耐湿、耐热器械、器具及物品的机械清洗消毒

1.评估 环境整洁,宽敞、明亮,符合去污区环境及器械清洗要求。

2.准备

(1)自身准备:按标准预防要求穿防护服/防水围裙、戴圆帽、戴口罩、戴护目镜/面罩、穿防护鞋、修剪指甲、戴双层手套。

(2)用物准备:清洗消毒设备、转运车、清洗及浸泡槽、用于清洗的支撑架、器械清洗篮筐及保护工具、压力水枪、压力气枪、干燥设备、器械清洗刷等清洗工具,各种医用清洗剂、医用润滑剂、消毒剂、标识牌等。

3.实施

(1)清洗物品:内容如下。①检查用物:防护用品齐全,清洗消毒用物准备到位,清洗消毒器性能良好。②操作前评估:正确评估器械、器具及物品的分类及污染程度,选择适宜的清洗消毒器、器械装载方法和装载量。检查清洗消毒器是否处于完好的备用状态。严格按照厂家提供的设备使用说明书规范使用清洗消毒器,检查过滤网、喷淋臂是否洁净、通畅,喷淋臂旋转是否灵活,水、电、汽是否接通,医用清洗剂、润滑剂是否充足。③预处理:将污染较重的物品放入多酶清洗剂中浸泡 5~10 min 后,自来水冲洗,必要时手工刷洗。④装载:清洗物品充分接触水流;器械轴节充分打开,可拆卸部分拆至最小单位;容器开口朝下或倾斜摆放;精密器械和锐利器械使用保护装置并分开放置;根据物品的类型使用专用清洗篮筐、清洗架和配件。专科包或手术器械包 1 个包放置于 1 个篮筐内;通用包同类器械分类放置。再将清洗篮筐置于清洗筐里或清洗架上,检查多层清洗架上的旋转臂是否能正常旋转,不应受到器械、器具及物品的阻碍;内腔是否顺畅;装载的量和装载的方式是否符合清洗消毒器所规定的要求。⑤机洗:遵循器械、器具及物品生产厂家的使用说明或指导手册,选择相匹配的程序与参数,将待清洗器械筐或架推至清洗消毒器装载的合适位置,选择正确清洗程序。⑥观察及常见

故障的处理:密切观察清洗消毒器运行状态;观察显示屏上的运行参数、运行受阻时报警提示,针对原因及时处理,或联络设备工程师进行处理。观察打印记录,消毒时间和温度。器械、物品清洗合格,关闭启动开关,关电源。

(2)终末处理:清洗完毕,确认各项参数指标是否符合设定程序指标,并记录保存;检查舱内有无杂物,清洁、消毒工作场所及清洗工具,清洗工具定位放置。脱外层手套,脱防护服/防水围裙,脱内层手套,脱护目镜/面罩和口罩,洗手,更鞋,离开去污区。

4.评价

(1)符合标准预防要求,操作规范,环境无污染,无锐器伤等职业暴露的发生。

(2)清洗后器械肉眼检查或放大镜下检查清洗质量合格功能完好,无损毁。管腔器械的白纱条试验/白纱布试验均无污迹,试验阴性。消毒符合规范要求。

(3)消毒方法选择正确,消毒效果及监测符合规范要求,记录准确。

(4)清洗消毒器运行程序及参数选择正确。

(四)超声波清洗器使用

1.评估 环境整洁,宽敞、明亮,符合去污区环境及器械清洗要求。

2.准备

(1)自身准备:按标准预防要求着防护服、戴圆帽、戴口罩、戴面罩或护目镜、穿防护鞋、修剪指甲、戴双层手套。

(2)用物准备:超声清洗机、转运车、清洗槽、清洗架、器械支撑架、器械清洗篮筐及保护工具、压力水枪、压力气枪、干燥设备、专用器械清洗刷、软布等清洗工具,各种医用清洗剂、医用润滑剂、消毒剂、标识牌等。

3.实施

(1)清洗物品:内容如下。①检查用物:防护用品齐全,清洗消毒用物准备到位,性能良好。②开机:严格按照厂家提供的使用说明书操作,接通电源。③加水及医用清洗剂:在清洗槽内注入适量软水或纯化水,水温<45 ℃,按配制比例添加医用清洗剂。④预洗:将污染较重的物品放入清洗剂中浸泡5～10 min 后,流动水下冲洗器械,初步去除污染物,必要时手工刷洗。如使用蒸汽压力喷枪预洗可替代手工预洗。⑤超声清洗:将预洗好的器械放在专用篮筐中,浸没在水面下,管腔内注满水;遵循器械和设备生产厂家的使用说

明书或指导手册设置清洗时间及超声频率等参数。盖上超声清洗机盖,按下启动开关。⑥取出物品:程序运行结束,打开超声清洗机盖,将专用篮筐取出,按手工清洗流程进行漂洗或放入清洗消毒器内进行机械清洗。⑦排水:按排水键,待清洗舱内所有清洗液排净后关闭排水开关,关闭超声清洗器电源,对超声清洗设备、过滤网按要求进行清洁、消毒处理,并定位放置。脱防护用品,洗手,更鞋,离开去污区。

4. 评价

(1)符合标准预防要求,操作规范;自身防护到位,无职业暴露。

(2)器械表面及其关节、齿牙处光洁,无血渍、污渍、水垢等残留物质和锈斑;功能完好,无损毁。消毒符合要求。

(3)清洗频率选择正确,清洗效果及监测符合规范要求,记录准确。

五、含氯制剂化学消毒

1. 评估　环境整洁,宽敞、明亮、安全,符合规范要求。

2. 准备

(1)自身准备:按标准预防要求着防护服、戴圆帽、戴口罩、戴护目镜、穿防护鞋、修剪指甲、戴清洁双层手套,必要时戴面罩。

(2)用物准备:转运车、清洗浸泡池槽、器械支撑架、清洗篮筐及保护工具、压力水枪、气枪、干燥设备、软布等清洗工具、含氯消毒剂、量杯、消毒剂浓度测试卡、标识牌、无菌手套等。

3. 实施

(1)消毒物品:内容如下。①根据消毒物品的材质、数量及消毒要求配制相应有效氯含量的消毒剂。②用有效氯含量试纸对配制的消毒剂进行测试,并记录测试浓度结果。③消毒剂有效氯浓度合格,将待消毒的器械、物品完全浸没于装有含氯消毒剂溶液的容器中,加盖,记录消毒时间。对繁殖体污染物品的消毒,用有效氯 500 mg/L 的消毒剂浸泡≥10 min,对经血液传播病原体、分枝杆菌、芽孢污染物品的消毒,用有效氯 2 000 ~ 5 000 mg/L 的消毒剂浸泡≥30 min。④消毒完毕用蒸馏水或纯化水对物品进行充分冲洗或擦拭,去除附着在物品上的消毒剂后,对物品进行干燥、检查、包装处理,记录。

(2)终末处理:对工作场所及用物进行清洁、消毒处理,用物定位放置。

脱外层手套,脱防护服/防水围裙,脱内层手套,脱护目镜/面罩和口罩,洗手,更鞋,离开工作区。

4.评价

(1)符合标准预防要求,操作规范;自身防护到位,无职业暴露。

(2)器械功能完好,无损毁;消毒质量规范符合要求。

(3)器械、物品消毒剂冲洗彻底,无消毒剂残留,无污染,记录准确。

(六)酸性氧化电位水消毒

1.评估　环境整洁,宽敞、明亮、安全,符合规范要求。

2.准备

(1)自身准备:按标准预防要求着防护服、戴圆帽、戴口罩、戴护目镜、穿防护鞋、修剪指甲、戴清洁双层手套,必要时戴护目镜/面罩。

(2)用物准备:转运车、清洗浸泡池/槽、器械支撑架、清洗篮筐及保护工具、压力气枪、干燥设备、软布等清洗工具、酸性氧化电位水机、小量杯、消毒剂浓度测试卡及 pH 试纸、无菌手套等。

3.实施

(1)消毒物品:内容如下。①打开酸性氧化电位水机,检查机器性能,对机器进行日常维护检测。②根据待消毒物品量生成酸性氧化电位水需要量。③用有效氯含量试纸及 pH 试纸对生成的酸性氧化电位水进行测试,记录测试结果。测试不合格查找原因,结果合格方能使用。④器械、物品消毒:去除水分,酸性氧化电位水流动冲洗或浸泡消毒 2 min,纯水/蒸馏水冲洗 30 s。⑤物体表面消毒:采用酸性氧化电位水流动冲洗或浸泡消毒作用 3 ~ 5 min;或者反复擦洗消毒 5 min。⑥内镜消毒:严格遵循国家有关规定的要求。⑦其他方面的消毒:遵循国家有关规定及卫生消毒产品卫生许可批件的使用说明。⑧器械、物品消毒后,按照规范流程进行干燥、检查、包装及灭菌处理。

(2)终末处理:对工作场所及用物进行清洁、消毒处理,用物定位放置。脱外层手套,脱防护服/防水围裙,脱内层手套,脱护目镜/面罩和口罩,洗手,更鞋,离开工作区。

4.评价

(1)符合标准预防要求,操作规范;自身防护到位,无职业暴露。

(2)酸性氧化电位水参数符合要求,消毒后的器械功能完好,无损毁、无腐蚀。

（3）器械、物品无消毒剂残留，无污染，记录准确。

（七）特殊感染物品的清洗消毒

1.评估　环境整洁，宽敞、明亮，符合去污区规范要求。

2.准备

（1）自身准备：按标准预防要求着防护服、戴圆帽、戴口罩、戴护目镜、穿防护鞋、修剪指甲、戴双层手套、戴面罩。

（2）用物准备：清洗消毒器、特殊感染器械浸泡桶/盆、转运车、清洗槽、清洗架、器械支撑架、器械清洗篮筐及保护工具、压力水枪、压力气枪、干燥设备、专用器械清洗刷、软布等清洗工具、各种医用清洗剂、医用润滑剂、消毒剂、标识牌等。

3.实施

（1）物品消毒：内容如下。①被朊病毒污染的器械、器具及物品清洗消毒：先用特殊感染专用浸泡桶/盆，放入足够浸没器械的1%氢氧化钠溶液，将待清洗的器械、器具与物品浸泡于溶液下60 min；再按照耐湿、耐热器械、器具及物品的机械清洗消毒/手工清洗流程进行清洗、消毒、干燥、检查包装后压力蒸汽灭菌处理，灭菌应选用134～138 ℃，18 min，或132 ℃，30 min，或121 ℃，60 min。②被气性坏疽污染的器械、器具及物品清洗消毒：应先消毒，后清洗，再灭菌。先采用含氯或含氯消毒剂1 000～2 000 mg/L浸泡3～45 min后，有明显污染物时采用含氯消毒剂5 000～10 000 mg/L浸泡至少60 min后，再按照耐湿、耐热器械、器具及物品的机械清洗消毒/手工清洗流程进行清洗、消毒、干燥、检查包装后压力蒸汽灭菌处理。③被突发原因不明的传染病病原体污染的器械、器具与物品的清洗消毒处理应符合国家当时发布的规定要求处理。没有要求时，其消毒原则为：在传播途径不明时，按照多种传播途径，确定消毒的范围和物品按照病原体所属微生物类别中抵抗力最强的微生物，确定消毒的剂量（可按杀芽孢的剂量确定）；医务人员做好自身防护。

（2）终末处理：更换消毒液等浸泡溶液，对清洗消毒设备、设施进行清洁、消毒处理，并定位放置。脱防护用品，洗手，更鞋，离开去污区。

4.终末处理

（1）符合标准预防要求，操作规范；自身防护到位，无职业暴露。

（2）器械功能完好，无损毁；消毒规范符合要求。

（3）监测符合规范要求，记录准确。

5. 注意事项

（1）使用的医用清洗剂、消毒剂应每次更换。

（2）能使用一次性诊疗器械、器具及物品的，尽量使用一次性用品。

（3）接触患者伤口分泌物的纱布、纱垫等敷料、一次性医疗用品、切除的组织，按医疗废物处理，遵循《医疗废物处理条例》的要求进行处理。

（4）去污区根据需求尽量设置特殊感染器械处置专区，处理特殊感染器械时应专人专区处置，清洗洁具等处置工具一用一消毒，机器清洗时尽量固定1台清洗机清洗。

四、干燥操作标准流程

（一）医用干燥柜干燥

1. 评估　环境清洁整齐、宽敞、明亮、安全，温、湿度适宜。无暴露的热源和火源。

2. 准备

（1）自身准备：操作人员着装规范，戴圆帽，操作前流动水洗手/快速手消毒，戴手套，必要时戴口罩和护目镜/面罩。

（2）用物准备：根据干燥方式准备医用干燥柜及干燥架（框）、压力气枪、消毒后的低纤维絮布、清洁手套和防烫手套、推车及清洁篮筐。

3. 实施

（1）用物检查：干燥柜电源处于备用状态，柜门关闭严密，干燥柜内清洁，干燥架及干燥网篮清洁、牢固，通风管道通畅。

（2）物品装载：①戴清洁手套从去污区打开干燥柜门，将待干燥物品单层放置于篮筐中，并留有一定空隙。②精密、锐利器械应加固定卡或放置于专用密制网孔的不锈钢篮筐中。③呼吸机管道悬挂或接入柜内设置好的通风管路上；穿刺针和吸引器头应竖放或倾斜放置在专门的篮筐中。④碗、盘、杯等器皿应朝同一方向倾斜置于篮筐中，放置干燥架上。⑤再次检查器械摆放是否正确，关闭柜门。

（3）程序选择：根据物品材质选择相应干燥程序，特殊物品的干燥程序设置参照使用说明书。程序设置妥当按启动键启动。

（4）运行观察：观察机器的运行情况，发现异常及时处理。

(5)物品卸载:清洁干燥柜,检查柜门密封圈,整理存放架。操作完毕,设备及物品归位。

(6)终末处理:物品干燥程序结束后,戴好防烫手套,从检查包装及灭菌区打开干燥柜柜门取出物品。关好柜门,关闭电源。

4.评价

(1)干燥方法、温度和时间选择正确。

(2)干燥后的器械、器具及物品无水珠、无水渍。塑料类物品及管路无变形,器械无损坏。

(3)器械、器具和物品无再次污染,操作人员无烫伤。

5.注意事项

(1)干燥设备的使用应严格遵循厂家使用说明书进行操作。每天清洁干燥柜,定期检查柜门密封圈,保持其清洁、完好,及时清洁或更换空气过滤器,做好设备的维护与保养。

(2)干燥柜适用于耐高温的金属类、塑料类物品,金属类干燥温度70～90 ℃,塑胶类干燥温度65～75 ℃。

(3)待干燥物品根据其材质、形状等分类,或以单个器械包为1个干燥单元进行装载。干燥柜内器械物品勿放置过挤,隔板上物品勿放置过重。柜内切勿放置易燃、易爆物品,注意防烫。

(4)干燥柜宜选用双扇式设置,否则干燥柜应放置于去污区相对清洁区域,以免造成器械和其他区域的污染。

(二)压力气枪干燥

1.评估　环境清洁整齐、宽敞、明亮、安全,温、湿度适宜。无暴露的热源和火源。

2.准备

(1)自身准备:根据操作人员所在区域着装整洁规范,戴圆帽,操作前流动水洗手、戴手套,必要时戴口罩和护目镜/面罩。

(2)用物准备:干燥架(框)、压力气枪、待干燥清洁物品、清洁手套、推车及清洁篮筐。

3.实施

(1)用物检查:待干燥用物准备齐全,性能良好。气源压力符合要求。

(2)开启阀门、调节压力:①打开设备气源阀门。②根据待干燥物品选择合适的喷头安装在气枪前端,调节合适的压力。③干燥:选择合适的喷头,吹风口对准管腔进行吹干,直到器械物品完全干燥。使用消毒后低纤维絮布擦拭管腔口及管腔表面水迹。

(3)终末处理:关闭气源,整理气枪及用物。

4.评价

(1)干燥后的器械、器具及物品无水珠、无水渍。塑料类物品及管路无变形,器械无损坏。

(2)器械、器具及物品无再次污染。

5.注意事项

(1)待干燥的物品应为清洗消毒后的物品。

(2)气枪的使用应严格遵循厂家使用说明书进行操作。每天清洁气枪喷头,做好维护与保养。

(3)压力气枪适用于结构复杂的器械及不易干燥的空腔器械,器械管腔口及管腔表面水迹使用消毒后低纤维絮布擦拭。

(4)干燥用气枪宜放置于检查包装及灭菌区,以免造成器械的污染。

(三)低纤维絮布擦拭干燥

1.评估 环境清洁整齐、宽敞、明亮、安全,温湿度适宜。无暴露的热源和火源。

2.准备

(1)自身准备:根据操作人员所在区域着装整洁规范,戴圆帽,操作前流动水洗手、戴手套,必要时戴口罩和护目镜/面罩。

(2)用物准备:根据干燥需要备多块消毒的低纤维絮布、95%酒精、待干燥清洁物品、清洁手套、推车及清洁篮筐。

3.实施 ①用物检查:待干燥用物准备齐全,性能良好。低纤维絮布已消毒。②低纤维絮布干燥:取出消毒的低纤维絮布,擦拭器械外表面,器械关节及齿牙、锁扣等不易暴露的部位,再次擦干器械外表面。③95%酒精干燥:将适量95%酒精灌入清洗干净后的穿刺针或管腔中内充分摇匀,用Y形架晾干。④终末处理:已用过的低纤维絮布一用一清洗一消毒,整理台面及用物。

4.评价

(1)干燥后的器械、器具及物品无水珠、无水渍。塑料类物品及管路无变形,器械无损坏。

（2）器械、器具及物品无再次污染。

5. 注意事项

（1）待干燥的物品应为清洗消毒后的物品。

（2）低纤维絮布使用前应消毒,且准备多块进行替换,避免同一块布反复使用导致器械污染。用过的低纤维絮布每班统一清洗、消毒处理,如为一次性絮布则一用一丢弃。

（3）操作人员注意手卫生,在洗手或手消毒后进行手工干燥操作。

（四）95%酒精干燥

1. 评估　环境清洁整齐、宽敞、明亮、安全,温、湿度适宜。无暴露的热源和火源。

2. 准备

（1）自身准备:根据操作人员所在区域着装整洁规范,戴圆帽,操作前流动水洗手、戴手套,必要时戴口罩和护目镜/面罩。

（2）用物准备:根据干燥需要备95%乙醇、待干燥清洁物品、清洁手套、推车及清洁篮筐。

3. 实施

（1）95%乙醇干燥:将适量95%乙醇灌入清洗干净后的穿刺针或管腔中内充分摇匀,用 Y 形架晾干。

（2）终末处理:开封后的乙醇标明开瓶日期,妥善存放,整理台面及用物。

4. 评价

（1）干燥后的器械、器具及物品无水珠、无水渍。塑料类物品及管路无变形,器械无损坏。

（2）器械、器具及物品无再次污染。

5. 注意事项

（1）待干燥的物品应为清洗消毒后物品。

（2）处理穿刺针等锐利器械干燥是操作人员应作好个人防护,以免造成职业暴露。

（3）95%乙醇应按危险化学品管理要求妥善保存。

五、检查保养及包装标准操作流程

(一)检查与保养

1.评估　环境宽敞明亮、清洁,室温 20 ~ 23 ℃,相对湿度 30% ~ 60%,机械通风换气次数≥10 次/h。操作前 30 min 用消毒剂清洁消毒台面。

2.准备

(1)自身准备:操作人员着装整洁规范、衣帽鞋穿戴整齐、剪指甲、洗手。必要时戴口罩。

(2)用物准备:器械检查台、带光源放大镜、白纱布、纱条、棉签、压力气枪、医用润滑剂、绝缘检测仪等。

3.实施

(1)用物检查:评估器械、器具及物品的情况,防护用品齐全,性能良好。

(2)检查清洁:①固定光源放大镜,调节好臂杆长度、高度,擦拭镜面,打开电源开关,根据不同要求采用目测或借助带光源放大镜进行镜下检查。②检查清洗消毒后的器械的表面、关节、齿牙是否光洁,有无血渍、污渍、水垢等残留物质和锈斑。③不合格的器械应返回去污区重新处理。

(3)检查性能:①检查有轴节器械是否关节灵活、对合整齐,尖端是否咬合紧密、外观有无变形损坏,闭合时有无空隙、主柄对称与否、螺丝有无松动、关节松紧度是否合适。②检查锐利器械是否刀口锋利、完整,有无断尖、缺口、卷口等现象。③检查缝针是否锐利、有无变形,无钩、针眼完好。④检查穿刺针有无变形、弯曲,确保管腔通畅,针尖锋利,带芯穿刺针套入针芯后针尖锋利,斜面平整无缝隙。⑤采用压力气枪、棉签、纱布、纱条辅助检查管腔器械内壁清洁度、通畅性。⑥对带电源器械进行绝缘性能等安全性检测。⑦检查玻璃测压管完整无损、内外清洁透明,刻度清晰,接头衔接好。

(4)检修、报废受损器械:①器械不能满足功能需要时应予以检修。②对功能受损无法修复,锈蚀严重无法达标时按流程予以报废。

(5)润滑、保养:①关节过紧的器械使用医用润滑剂喷洒关节面,保证金属器械无锈渍,轴节灵活。②对锐利器械使用保护套进行适当保护。③部分特殊器械例如精密眼科器械禁止使用医用润滑剂,应遵循器械厂家使用说明要求。

（6）装配：①清点器械配件数目,检查各器械部件是否齐全。②器械的装配与拆卸流程相反,正确装配已拆卸器械部件。根据包内器械数目卡或清单进行配包,备查。③特殊器械遵循厂家使用说明进行保养与装配。

（7）终末处理：①使用低纤维絮布清洁放大镜塑材部分,镜面使用95%乙醇擦拭,折叠好臂杆,及时关闭放大镜及检查台电源开关。②辅助用物归于备用状态,消毒剂擦拭工作台面。

4.评价

（1）工作人员严格执行器械检查与保养工作流程,确保工作准确无误。

（2）检查方法正确、全面,装配到位,保养得当,数目正确,辅助检查工具使用得当。

（3）操作规范,未造成器械污染。

（二）闭合式包装

1.评估 环境宽敞明亮、清洁,室温 20～23 ℃,相对湿度30%～60%,机械通风换气次数≥10 次/h,操作前30 min 用消毒剂清洁消毒台面。

2.准备

（1）自身准备：操作人员着装整洁规范、衣帽鞋穿戴整齐、剪指甲、洗手。必要时戴口罩、手套。

（2）用物准备：包装材料、包内包外化学指示物、医用封包胶带、器械保护用具、医用吸水纸、物品配置清单、器械篮筐、包装标识。

3.实施

（1）用物检查：①包装所需用物齐全,性能良好。②选择合适的、质量符合要求的包装材料。

（2）装配、核查：①根据器械装配的技术规程或图示,组装好器械。精密、锐利器械等应采取保护措施。②根据物品配置清单的要求,配包人员和包装人员双人共同核对包装物品的名称、规格、数量、质量和性能。③按照先用后放的顺序平整有序地将器械摆放在篮筐或有孔的盘中,重物放下层。包内化学指示物放置在包的中央,正面朝上避免与器械紧贴。

（3）包装：①再次检查包装材料的完好性,将器械放置在包装材料的合适位置,使用两层包装材料,按信封或平形包装方法分两次包装,松紧适度。②使用专用胶带封包,胶带长度应与灭菌包体积、重量相适宜,松紧适度,封包应严密,保持闭合完好性。

(4)标识:包外应有相应化学指示物。包装的标识应注明物品名称、包装及核对者姓名等内容。灭菌前注明灭菌器编号、灭菌批次、灭菌日期和失效日期等相关信息,标识具有可追溯性。

(5)终末处理:包装结束后整理好包装用物,做好包装台面的清洁,操作人员规范洗手。

4. 评价

(1)包装材料符合要求,包装松紧适度。

(2)双人严格查对包装物品的名称、数量、质量符合要求,摆放合理。

(3)操作熟练,包装的物品符合各项要求,包装闭合完好。

(三)密封式包装

1. 评估　环境宽敞明亮、清洁,室温 20 ～ 23 ℃,相对湿度 30% ～ 60%,机械通风换气次数≥10 次/h,操作前 30 min 用消毒剂清洁消毒台面。

2. 准备

(1)自身准备:操作人员着装整洁规范、衣帽鞋穿戴整齐、剪指甲、洗手。必要时戴口罩、手套。

(2)用物准备:包装材料、医用热封机、器械保护用具、化学指示物、包装标识。

3. 实施

(1)用物检查:包装所需用物齐全,医用热封机性能良好。

(2)设置医用热封机:①打开医用热封机电源开关。②按包装材料的要求设置医用热封机封口参数,有打印功能的医用热封机设置相应的打印信息。③每天使用前按厂家提供的使用说明书进行热封参数的准确性和闭合完好性检查。

(3)装配与检查:①根据灭菌方式和灭菌物品要求,准备尺寸相匹配的纸袋或特卫强包装袋。并对光检查其完好性。②将拆卸的器械进行组装,锐利器械、精密器械进行保护。③再次检查包装物品的名称、规格、数量、质量和性能。

(4)装袋:①将待包装物品放入包装袋内。器械指环一端朝包装开启方向,剪刀和血管钳等轴节类器械不完全锁扣。②放置化学指示物,包内化学指示物正面朝向塑面。包外应有相应的化学指示标识。

(5)封口:当医用热封机显示温度达到设置温度时,将纸塑包装袋开口端放入封口处,塑面朝上,纸面朝下,进行连续性的滚压,完成封口后从另一端取出;检查封口处的完好性及包装材料的完好性。

(6)标识:在封口以外位置注明包装标识,或使用其他标识粘贴在纸塑包装的塑面。标识内容齐全,应具有可追溯性。

(7)终末处理:包装结束后,整理好包装用物,做好包装台面的清洁。关闭医用封口机电源,操作人员规范洗手。

4. 评价

(1)医用封口机各项参数调节正确,操作熟练。

(2)包装无破损,密封完好,无通道和裂开,没有分层和材料分离。

(3)灭菌物品包装的标识内容清晰、完整正确,具有可追溯性。

5. 注意事项

(1)封口应选用医用热封机。遵循医用热封机厂家说明书,设置相关参数包括封口速度、密封强度和温度等参数,定期做好维护保养与检测。每天使用前检查参数的准确性和闭合完好性。

(2)灭菌物品包装的标识内容清晰、完整正确,具有可追溯性。

(3)密封式包装适合单个或重量较轻器械的包装。剪刀和血管钳等轴节类器械不应完全锁扣;包内容器开口朝向纸面;管腔类物品盘绕放置,保持管腔通畅;精密器械、锐器器械可使用专用纸夹、套管、器械袋、固定架等进行保护。

(4)纸塑袋纸面不可写字。标识应避开封口处,不可覆盖器械的型号,以方便使用者选择合适的器械。

(四)硬质容器包装

1. 评估　环境宽敞明亮、清洁,室温 20 ~ 23 ℃,相对湿度 30% ~ 60%,机械通风换气次数≥10 次/h,操作前 30 min 用消毒剂清洁消毒台面。

2. 准备

(1)自身准备:操作人员着装整洁规范、衣帽鞋穿戴整齐、剪指甲、洗手。必要时戴口罩、手套。

(2)用物准备:硬质容器及匹配的器械网篮和硅胶垫、器械保护用具、包内包外化学指示物等。

3. 实施

(1)用物检查:包装所需用物齐全,功能良好。

（2）选择硬质容器：根据装载量选择相应大小的硬质容器及相匹配的网篮、硅胶垫。

（3）检查硬质容器：①包装前检查硬质容器的清洁度，一次性滤纸应每次更换，重复使用的滤纸应检查有无破损，保持清洁。②检查硬质容器完整性；盒盖、底座的边缘无变形，对合紧密；盒盖垫圈平整、无脱离。③若通气系统使用滤纸和固定架，应检查固定架的稳定性；若通气系统使用阀门，应遵循生产厂家说明书检查阀门，包括通气阀、疏水阀。④检查闭锁装置是否完好

（4）装配与检查：①根据器械装配的技术规程或图示，组装好拆卸的器械。精密、锐利器械等应采取保护措施。②根据物品配置清单的要求，配包人员和包装人员双人共同核对包装物品的名称、规格、数量、质量和性能。

（5）摆放：①将手术器械摆放在篮筐或硅胶垫上，不能将过滤片固定盘堵塞住，在物品与固定盘之间留 5 cm 左右的空间，保证有效灭菌。②摆放织物类材料时，要使它们与盒体保持垂直；带空腔部分的器械朝下倾斜放好。③在最难灭菌的位置放置包内化学指示物，正面朝上避免与器械紧贴。

（6）封包：按要求扣上内盖，并确保与底座没有错位，对合紧密妥贴，同步将盒盖上的锁紧装置扣上，并外置一次性锁扣（锁卡）封包。

（7）标识：①包外应有化学指示物，将标识卡完全推入标识卡固定架。②包装标识应注明物品名称、包装者等内容，灭菌前注明灭菌器编号、灭菌批次、灭菌日期和失效日期等相关信息，标识具有可追溯性。

（8）终末处理：包装结束后整理好包装用物，做好包装台面的清洁，操作人员洗手。

4．评价

（1）硬质容器的选择及配件的检查与组装正确。

（2）硬质容器配件齐全，功能良好。闭锁装置完好，具有无菌屏障功能。无菌屏障完整性破坏后可识别。

（3）操作熟练，器械配置及组装符合要求，精密、锐利器械保护到位，保护用具及保护装置能充分接触灭菌介质。

5．注意事项

（1）硬质容器有阀式及滤纸式 2 种，可根据需要进行选择。硬质容器容

量有大小区分,可根据器械量多少进行选择。

（2）硬质容器的使用方法应遵循生产厂家的使用说明书和提供的灭菌参数。每次使用后清洗、消毒、干燥处理。滤纸按要求更换,清洁、无破损。通气阀、疏水阀清洁,功能良好。

（五）包装材料的选择与质量检查

1.评估　环境宽敞明亮、清洁,室温 20～23 ℃,相对湿度 30%～60%,机械通风换气次数≥10 次/h,操作前 30 min 用消毒剂清洁消毒台面。

2.准备

（1）自身准备:操作人员着装整洁规范、衣帽鞋穿戴整齐、剪指甲、洗手。必要时戴口罩、手套。

（2）用物准备:纺织品包装材料,一次性包装材料如纸塑包装袋、皱纹纸、无纺布、医用纸袋,带光源敷料检查台,硬质容器等。

3.实施

（1）用物检查:所需用物齐全,敷料检查台功能良好。

（2）选择包装材料:①包装前根据被包装物品材质、灭菌方式及临床对无菌物品有效期等要求,选择合适的包装材料。②根据被包装物品体积及重量选择包装材料的规格大小。

（3）纺织品包装材料的检查:①打开敷料检查台光源,对光检查普通棉布、纺织布包装材料无破损,无肉眼可见的异物,无穿孔,无破裂,无污渍,无潮湿。②普通棉布、纺织布包装材料可复用者,应一用一清洗。

（4）一次性包装材料的检查:①检查一次性包装材料如纸塑包装袋、皱纹纸、无纺布、医用纸袋的有效批件及有效期限。②检查一次性包装材料的尺寸、重量与产品标示一致。③检查包装材料上有无肉眼可见的异物、穿孔、破裂、潮湿和水印。纸袋、纸塑包装袋密封性完好;无纺布揉搓后无起毛脱屑。

（5）检查硬质容器:①检查硬质容器的清洁度。②检查硬质容器完整性:盒盖、底座的边缘无变形,对合紧密;盒盖垫圈平整、无脱离。③若通气系统使用滤纸和固定架,应检查固定架的稳定性;若通气系统使用阀门,应遵循生产厂家说明书检查阀门,包括通气阀、疏水阀。④检查闭锁装置是否完好。⑤一次性滤纸应每次更换,重复使用的滤纸应检查有无破损,保持清洁。

（6）终末处理:检查结束后整理好用物,做好检查台面的清洁,操作人员洗手。

4.评价

（1）包装材料符合 GB/T 19633—2005 的要求。

（2）检查方法正确,辅助用具使用到位,质量检查全面。

参考文献

[1] 尉伟,郭晓萍,杨继林. 常见疾病诊疗与临床护理[M]. 广东:世界图书出版广东有限公司,2021.

[2] 游桂英,温雅. 心血管病内科护理手册[M]. 成都:四川大学出版社,2021.

[3] 刘庆芬,顾芬,顾纪芳. 常见疾病预防护理知多少[M]. 上海:上海交通大学出版社,2021.

[4] 黄粉莲. 新编实用临床护理技术[M]. 长春:吉林科学技术出版社,2021.

[5] 邵小平,黄海燕,胡三莲. 实用危重症护理学[M]. 上海:上海科学技术出版社,2021.

[6] 康爱梅,胡柳,曹葵兰. 心血管重症护理[M]. 北京:化学工业出版社,2021.

[7] 张俊英,王建华,宫素红,等. 精编临床常见疾病护理[M]. 青岛:中国海洋大学出版社,2021.

[8] 王先芳. 呼吸系统重症急救与监护技术[M]. 北京:科学出版社,2021.

[9] 金静芬;胡斌春. 急诊护理专科实践[M]. 北京:人民卫生出版社,2021.

[10] 李伟,司晓云,吴立荣,等. 心血管危急重症诊疗学[M]. 北京:科学出版社,2021.

[11] 孙云焕. 内分泌科临床护理实践[M]. 哈尔滨:黑龙江科学技术出版社,2021.

[12] 王辰,赵红梅. 呼吸疾病康复指南[M]. 北京:人民卫生出版社,2021.

[13] 彭飞,王世英,杨亚娟. 消毒供应中心操作规范[M]. 上海:上海科学技术出版社,2019.

[14] 齐海燕,胡洁虹. 手术室专科护理[M]. 兰州:甘肃科学技术出版社,2018.

[15] 姜永杰. 常见疾病临床护理[M]. 长春:吉林科学技术出版社,2019.

[16] 李菲菲. 医院护理质量管理常规. 长春[M]:吉林科学技术出版

社,2019.

[17]杨春,李侠,吕小花,等.临床常见护理技术与护理管理[M].哈尔滨:黑龙江科学技术出版社,2022.

[18]申璇,邱颖,周丽梅,等.临床护理常规与常见病护理[M].哈尔滨:黑龙江科学技术出版社,2022.

[19]陈尚君.临床常见病的诊疗与护理[M].北京:中国纺织出版社,2022.